图解按摩治病窍诀

妇科男科病

按摩

主编 郭长青 郭 妍 杨淑娟

上海科学技术出版社

责任编辑　王红九

封面设计　赵　军

排版设计　谢腊妹

图书在版编目（CIP）数据

妇科男科病按摩 / 郭长青，郭妍，杨淑娟主编 . —
上海：上海科学技术出版社，2011.6（2013.8 重印）
（图解按摩治疗窍诀）
ISBN 978-7-5478-0690-6

Ⅰ. ①妇… Ⅱ. ①郭… ②郭… ③杨… Ⅲ. ①妇科病
–按摩疗法（中医）–图解②男性生殖器疾病–按摩疗法
（中医）–图解 Ⅳ . ① R244.1-64

中国版本图书馆 CIP 数据核字（2011）第 029451 号

上海科学技术出版社出版

中国图书进出口上海公司发行
（上海钦州南路 71 号　邮政编码 200235 ）
新华书店上海发行所经销
常熟市华顺印刷有限公司印刷
开本 787×1092　1/16　印张：5.5
字数：130 千字
2011 年 6 月第 1 版　2013 年 8 月第 3 次印刷
ISBN 978-7-5478-0690-6/R・226

内容提要

　　本书是北京中医药大学针灸推拿学院具有多年临床经验和教学经验的专家学者集体编写而成。

　　本书分为四章，前三章介绍妇科常见病，包括第一章为常见的月经病，第二章为常见的产后病，第三章介绍其他一些常见妇科杂病，第四章介绍常见男科病，主要介绍了几种常见的男科病的按摩治疗。各疾病分别从概述、临床表现及按摩治疗窍诀等几个方面进行了论述。该书配以真人图，用图解的方式呈现了常见妇科男科疾病常用按摩治疗手法的基本操作，本书语言简洁，通俗易懂，图片清晰、准确、一目了然，易于学习和操作。是一本初级医务工作者和按摩爱好者的参考书，也是一本家庭医疗的普及读物。

前　言

　　按摩，又称"推拿"、"按蹻"、"乔摩"、"乔引"、"案扤"等，是人类最古老的一门医术，也是中医学伟大宝库的重要组成部分。几千年来为中华民族的健康事业作出了巨大贡献。

　　按摩疗法的起源可以追溯至远古时期。先民们生存环境险恶，在遇到意外损伤时，由于用手按抚体表患处而感到疼痛减轻或缓解，从而逐渐发现其特殊的治疗作用，并在长期实践的过程中逐步形成了这一独特疗法。

　　按摩防治手段，主要通过操作者将手或肢体的其他部位，或借助一定器具，在受治者体表做规范性的动作，以防治疾病为目的。对正常人来说，能增强人体的自然抗病能力，取得保健效果；对患者来说，既可使局部症状消退，又可加速恢复患部的功能，从而收到良好的治疗效果。

　　在当今生物医学模式向着生物－心理－社会医学模式发展的背景下，由于疾病谱的变化，人们治疗疾病的方法正在从偏重于手术和合成药物，逐渐向重视自然疗法和非药物治疗转变。按摩疗法经济简便，不需要特殊医疗设备，也不受时间、地点、气候条件的限制，随时随地都可实行，平稳可靠，易学易用，无任何副作用，在预防和临床中适应范围较广。正因其具有适应证广、疗效显著、简便易行、无毒副作用等特点，成为深受广大群众喜爱的养生健身措施，尤其适用于家庭自我保健。

为了普及按摩疗法，编者根据多年的研究成果和临床经验，在参考大量有关资料的基础上，编写了《图解按摩治病窍诀》系列图书。本套丛书按摩操作均配以真人实际操作图片，用图解的方式呈现了各种疾病常用按摩治疗手法的基本操作，语言简洁，通俗易懂，图片清晰准确、一目了然，易于学习和操作。

本书是《图解按摩治病窍诀》系列图书中的《妇科男科病按摩》部分，以图文并茂的形式介绍了常见妇科男科病的按摩治疗方法。

目 录

1	第一章　月经病
2	月经先期
5	月经后期
7	月经先后无定期
10	痛经
13	经间期出血
15	闭经
18	经前期综合征
21	功能失调性子宫出血
23	更年期综合征

26	第二章　产后病
27	产后缺乳
30	产后身痛
35	产后腹痛
37	产后大便难
40	产后尿潴留

产后尿失禁	43

第三章　其他妇科病	47
白带异常	48
妊娠呕吐	51
慢性盆腔炎	53
不孕症	55
子宫脱垂	59

第四章　男科病	62
遗精	63
阳痿、早泄	66
急性前列腺炎	68
慢性前列腺炎	71
前列腺增生	74
尿潴留	77

第一章

月 经 病

月经病是指月经的周期、经期、经量的异常为主证，或以伴随月经周期以及绝经前后出现的明显症状为特征的疾病。

月经病与肝、脾、肾、气血、冲任的关系最为密切，故补肾、健脾、疏肝、调理气血和冲任是治疗月经病的大法。

月 经 先 期

月经周期提前 7 日以上，甚至一月两行，并连续两个月经周期以上，称为"月经先期"。又称"经早"、"经行先期"、"经期超前"、"经水不及期"等。

多为忧思郁结，气郁化火，热蕴胞宫或气虚不固所致。情志内伤，郁而化热，热伤冲任，迫血妄行，月经提前而至；气虚者，脾气亏损，统摄无权，可致月经提前。

临床表现

（1）月经提前 1～2 周，并且连续发生 2 个月经周期以上，经期基本正常。

（2）本病常伴有月经量多。

（3）妇科检查内外生殖器基本正常，或子宫轻压痛，或子宫两侧附件区增厚、压痛或宫骶韧带增粗、触痛等表现。

（4）其他检查：基础体温测定，多呈不典型双相，或黄体期温度上升幅度不够，或高温期缩短等；子宫内膜活检，经行 24 小时内，子宫内膜组织活检多呈分泌不良表现。

按摩治病小窍诀

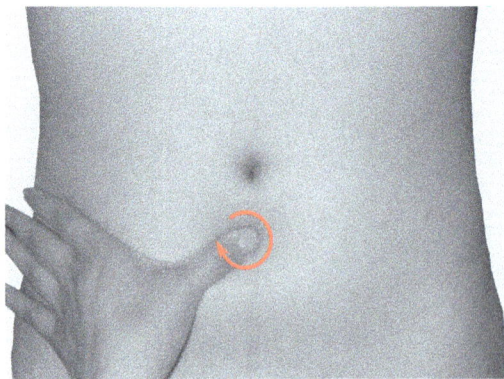

（1）点揉气海、关元、子宫：患者仰卧位，术者站于其身侧，以拇指点揉气海、关元穴和子宫穴，力度以得气为度，时间各持续约 1 分钟。施术时拇指指端置于穴位上，垂直用力向下持续按压人体穴位，同时加上拇指指端带动深层组织的轻柔缓和的环旋活动。注意拇指指端要吸定于治疗部位，施加的压力均匀，揉动幅度适中。（图 1-1，图 1-2，图 1-3）

图 1-1 点揉气海

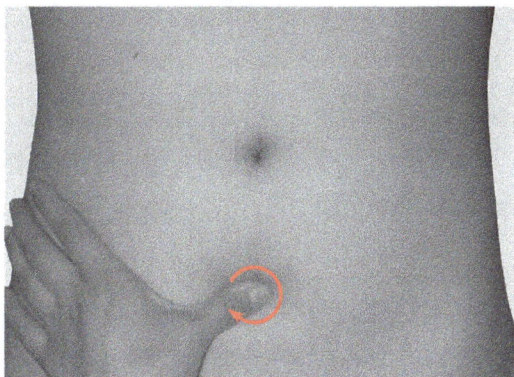

图 1-2　点揉关元

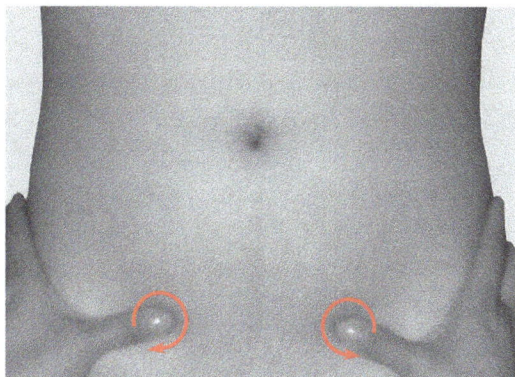

图 1-3　点揉子宫

（2）点按三阴交、太溪：患者正坐或仰卧位，术者站于其身侧，以拇指用力点按三阴交穴和太溪穴各1分钟，以患者能耐受为度。施术时以拇指指端着力，持续按压人体的穴位，在点穴时配合瞬间加大力度点按人体的穴位，即为点按。点按时手指应用力保持一定姿势，避免出现手指过伸或过屈，造成损伤。（图1-4）

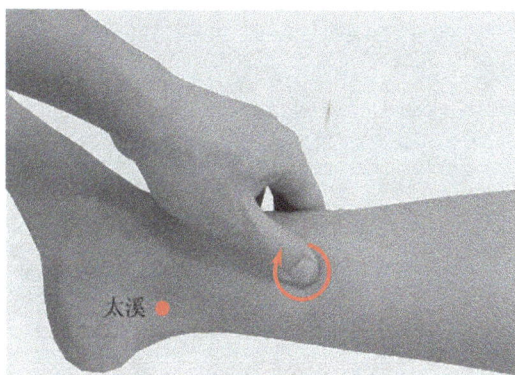

太溪

图 1-4　点揉三阴交、太溪

（3）点按血海：患者仰卧位，术者站于其身侧，以拇指点按血海穴1分钟，力度以患者能耐受为度。施术时以拇指指端着力，向下持续按压人体的穴位，同时配合瞬间加大力度按压人体的穴位，即为点按。点按时手指应用力保持一定姿势，避免出现手指过伸或过屈，造成损伤。（图1-5）

（4）点揉足三里：患者仰卧位，术者站于其身侧，用拇指点揉法点揉足三里约1分钟。施术时用拇指指端着力于穴位处，用力持续按压人体的穴位，同时配合拇指

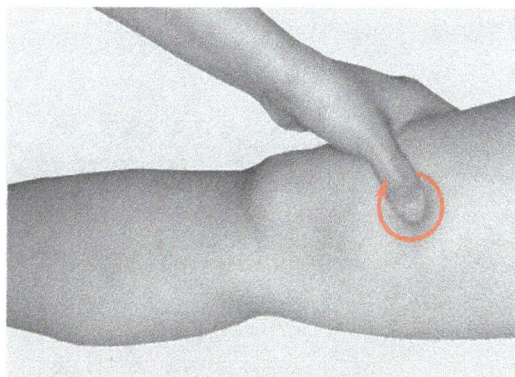

图 1-5　点按血海

带动深层组织的轻柔缓和的环旋活动。注意拇指指端要吸定于治疗部位，施加的压力要均匀，以上肢带动拇指点揉，揉动幅度要适中。（图1-6）

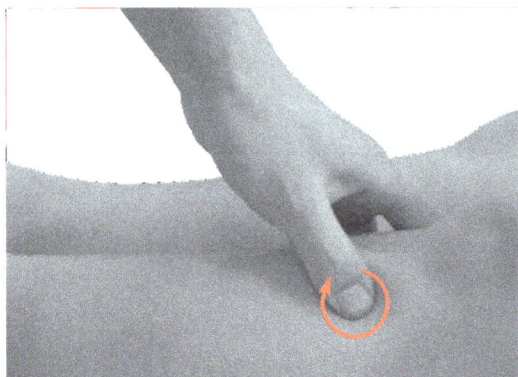

图 1-6　点揉足三里

（5）按揉脾俞、肾俞：患者仰卧位，术者站于其身侧，用拇指按揉脾俞穴、肾俞穴，各持续约 1 分钟。施术时用拇指罗纹面着力于穴位上，其余四指置于其对侧或相应的部位以助力，在拇指指面用力向下按压的同时，以上肢带动拇指做环旋揉动，注意拇指要吸定于治疗部位，揉动要带动深层组织，幅度要适中。（图 1-7，图 1-8）

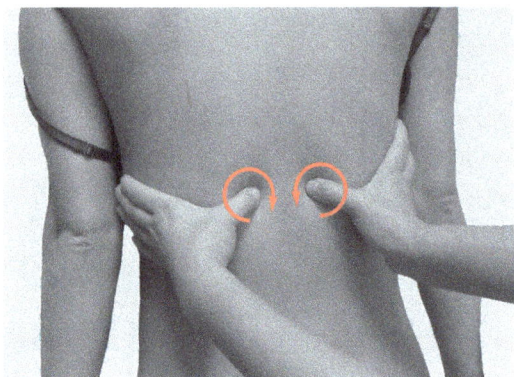

图 1-7　按揉脾俞

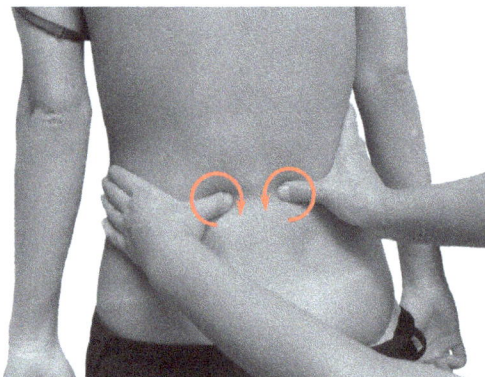

图 1-8　按揉肾俞

（1）注意饮食：饮食要清淡可口、富于营养，尽量避免服用辛辣刺激及膏粱厚味食物。

（2）调节情志：平时要调节情绪，减少抑郁或暴怒，可促使月经周期逐渐恢复正常。

（3）及时治疗，按医嘱用药。本病常可诱发月经量多或淋漓不净，甚至发展为崩漏，治疗也较困难，并可进一步影响全身体质状况和脏腑、气血功能。

（4）治愈标准：月经病的治疗要有 3 个月经周期以上正常才算治愈。

小贴士
TIPS

月 经 后 期

月经周期延后 7 日以上，甚至 3 ~ 5 个月一行者，称为月经后期。如在初潮后一二年或更年期，经期时有延后，并无其他症候者，是生理现象，不属本病。月经后期又称经水后期、经行后期或经迟，属月经失调之一。本病一般情况下预后较佳，经治疗后大部分能恢复正常月经周期，少数患者因冲任提早衰竭（卵巢早衰），则恢复正常月经周期比较困难，终致闭经或提早绝经。相当于西医的月经失调、月经稀发。虚者多因肾虚、血虚、虚寒导致精血缺乏，冲任不足，血海不能按时满溢而经迟；实者多因血寒、气滞等导致血行不畅，冲任受阻，血海不能如期满溢，致使月经后期。

临床表现

(1) 月经延后 7 日以上，甚至 3 ~ 5 个月一行，连续出现 3 个月经周期以上。

(2) 经量和经期基本正常，也有部分患者伴经量偏少。

(3) 妇科检查与 B 超检查显示子宫大小正常或略小。妊娠试验阴性。

按摩治病小窍诀

(1) 点揉气海、关元、归来、子宫：患者仰卧位，术者站于其身侧，以拇指点揉气海穴、关元穴、归来穴和子宫穴，力度以得气为度，时间各持续约 1 分钟。施术时拇指指端置于穴位上，垂直用力向下持续按压人体穴位，同时加上拇指指端带动深层组织的轻柔缓和的环旋活动。注意拇指指端要吸定于治疗部位，施加的压力均匀，揉动幅度适中。(图 1-9，图 1-10，图 1-11，图 1-12)

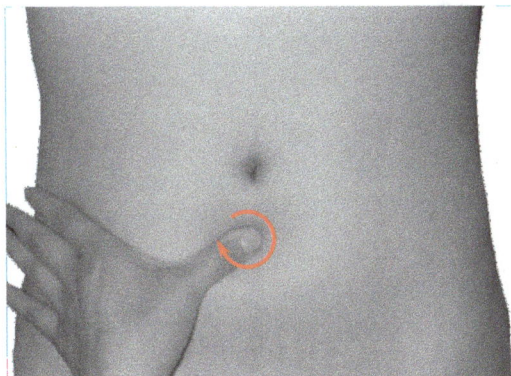

图 1-9 点揉气海

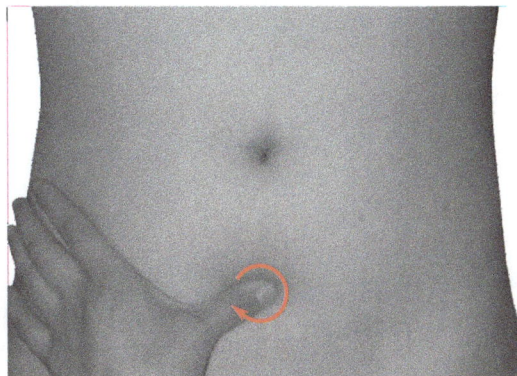

图 1-10 点揉关元

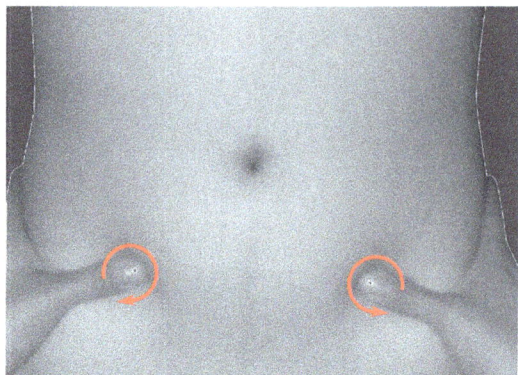

--→•◦ 图 1-11　点揉归来 ◦•←--

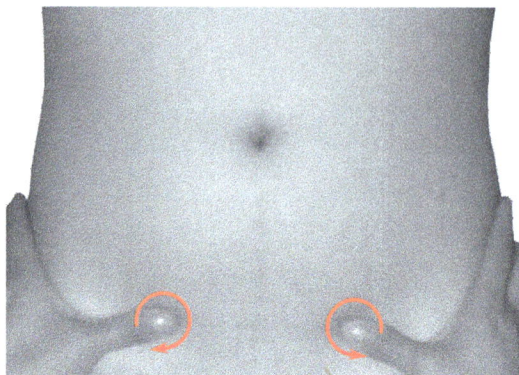

--→•◦ 图 1-12　点揉子宫 ◦•←--

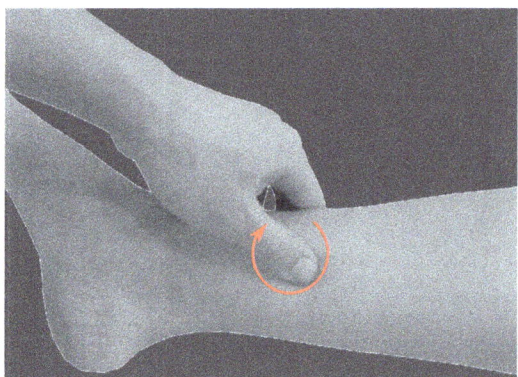

--→•◦ 图 1-13　点揉三阴交 ◦•←--

（2）点揉三阴交：患者取仰卧位，术者站于其身侧，以拇指点揉三阴交穴，力度以得气为度，时间持续约 1 分钟。施术时用拇指指端着力于治疗部位，用力持续按压人体的穴位，即为点法，在点穴同时配合拇指带动深层组织的轻柔缓和的环旋活动，即为点揉。注意施术时拇指指端要吸定于治疗部位，压力要均匀，揉动幅度要适中，不宜过大或过小，并要带动深层组织。（图 1-13）

（3）按揉脾俞、肾俞：患者俯卧位，术者站于其身侧，用双手拇指按揉脾俞穴和肾俞穴，各持续约 1 分钟。施术时用拇指罗纹面着力于穴位上，其余四指置于其对侧或相应的部位以助力，在拇指指面用力向下按压的同时，以上肢带动拇指做环旋揉动，注意拇指要吸定于治疗部位，揉动时带动深层组织，幅度要适中。（图 1-14，图 1-15）

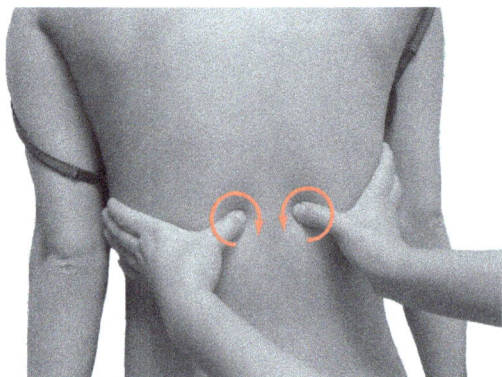

--→•◦ 图 1-14　按揉脾俞 ◦•←--

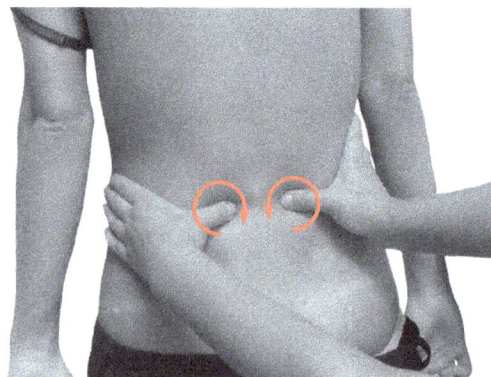

--→•◦ 图 1-15　按揉肾俞 ◦•←--

（4）横擦腰骶：患者俯卧位，术者站于其身侧，横擦患者腰骶部肾俞、命门处，反复操作约半分钟。施术时以手的尺侧置于患者腰骶部，做横向直线往返擦动，以局部皮肤微红温热为度。本法浮而不沉，作用于肌肤，滑而不滞，速度要均匀，着力持续连贯。操作时沉肩，屈肘，悬腕，将力集中于施术之手掌尺侧。（图1-16，图1-17）

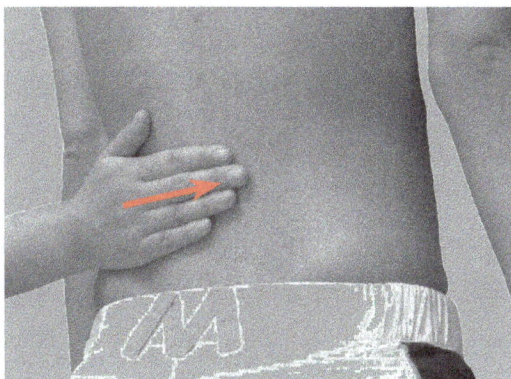

图1-16 横擦腰骶1

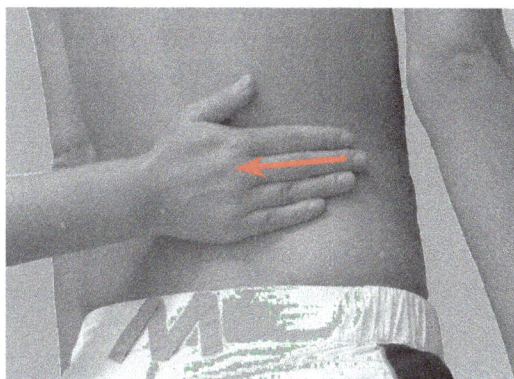

图1-17 横擦腰骶2

（1）月经后期经行量少时要与妊娠出血鉴别，尤其是宫外孕出血（未破裂期）。

（2）月经后期及时治疗，一般情况预后良好，可恢复正常月经周期。如不按计划治疗，本病可发展成闭经，尤其是40岁以上妇女，多次人流手术，影响子宫内膜功能和卵巢功能，久而卵巢早衰，提早绝经。

（3）本病配合针灸和耳穴疗法，效果更佳。

（4）调畅情志，饮食清淡，忌食生冷、油腻、辛辣食品。注意经期卫生，房事有节，劳逸结合。

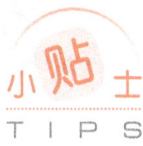

月经先后无定期

月经先后不定期是指月经不按周期来潮，时而先期（提前1周以上），时而后期（延后1周以上），称为"月经先后无定期"，又称"经水先后无定期"、"月经愆期"、"经乱"。本病相当于西医学排卵型功能失调性子宫出血病的月经不规则。青春期初潮后1年内及更年期月经先后无定期者，如无其他症候，可不予治疗。月经先后无定期若伴有经量增多及经期紊乱，常可发展为崩漏。本病的发生与下丘脑－垂体－卵巢轴的功能失调直接有关。主要机制是冲任气血不调，血海蓄溢失常。其分型有肾虚、脾虚和肝郁。

❧ 临床表现

（1）有情志内伤史，或者劳力过度史。

（2）月经提前或错后7日以上、2周以内，经期、经量正常，连续3个月经周期。

（3）妇科检查：子宫正常或偏小。卵巢功能测定有异常。

❧ 按摩治病小窍诀

（1）点揉关元：患者仰卧位，术者站于其身侧，以拇指点揉关元穴，力度以得气为度，时间各持续约1分钟。施术时拇指指端置于穴位上，垂直用力向下持续按压人体穴位，同时加上拇指指端带动深层组织的轻柔缓和的环旋活动。注意拇指指端要吸定于治疗部位，施加的压力均匀，揉动幅度适中。（图1-18）

（2）点按三阴交、太溪：患者正坐或仰卧位，术者站于其身侧，以拇指用力点按三阴交穴和太溪穴各1分钟，以患者能耐受为度。施术时以拇指指端着力，持续按压人体的穴位，在点穴时配合瞬间加大力度点按人体的穴位，即为点按。点按时手指应用力保持一定姿势，避免出现手指过伸或过屈，造成损伤。（图1-19）

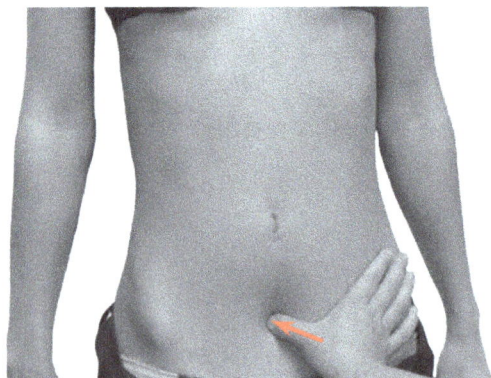

图1-18　点揉关元

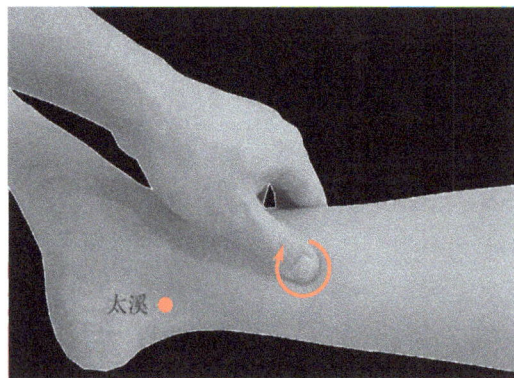

图1-19　点按三阴交、太溪

（3）按揉肝俞、肾俞：患者仰卧位，术者站于其身侧，用拇指按揉肝俞穴、脾俞穴，各持续约1分钟。施术时用拇指罗纹面着力于穴位上，其余四指置于其对侧或相应的部位以助力，在拇指指面用力向下按压的同时，以上肢带动拇指做环旋揉动，注意拇指要吸定于治疗部位，揉动要带动深层组织，幅度要适中。（图1-20，图1-21）

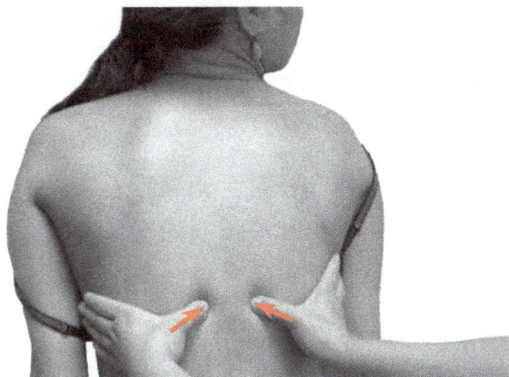

图1-20 按揉肝俞

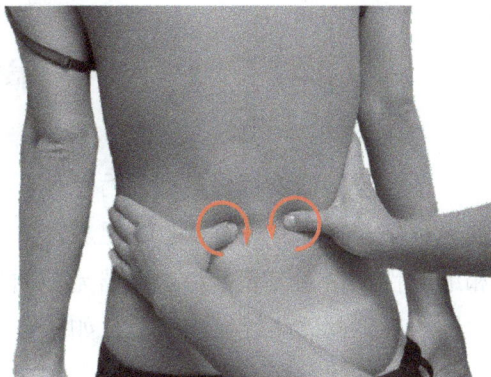

图1-21 按揉肾俞

（4）掐内关：患者仰卧位，术者站于其身侧，用指掐法在内关穴操作，力度以患者能耐受为度，时间持续约半分钟。施术时以单手拇指端甲缘，将力贯注于着力的指端，重按而掐之，施用掐法时着力或持续，或一上一下掐点之。但需注意不可刺破皮肤。（图1-22）

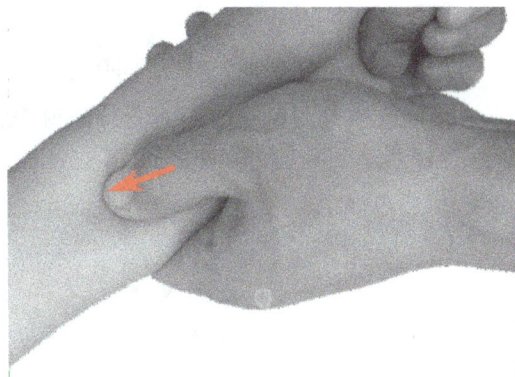

图1-22 掐内关

小贴士 TIPS

（1）月经先后无定期不及时治疗，或治疗不当出现经量增多如崩，或经期延长，淋漓不净，即发展为崩漏病，即按崩漏治疗。

（2）本病治疗后3次以上月经周期正常，伴随症状消失或显著减轻才算治愈。治愈后还需要巩固2～3月，以免复发。

（3）保持心情舒畅，避免或减少过分紧张、焦虑、激动、恼怒等情绪刺激，饮食清淡，忌食生冷、油腻、炙煿、辛辣食品。房事有节，劳逸结合，早期治疗。

痛　经

　　痛经是指妇女行经前后或行经期间，出现小腹及腰部疼痛，甚至剧痛难忍，或伴有面色苍白、头面冷汗淋漓、手足厥冷、恶心呕吐等症的一种妇科疾病。痛经又有原发性和继发性之分，前者是指生殖器无器质性病变的痛经，多见于青少年女性；后者是由于盆腔内脏器的器质性疾病所致，如子宫内膜异位症、盆腔炎或宫颈狭窄等。

　　邪气内伏或经血素亏，更值经期前后冲任二脉气血的生理变化急骤，导致胞宫的气血运行不畅，"不通则痛"；或胞宫失于濡养，"不荣则痛"。

临床表现

　　(1) 伴随月经周期发作的小腹及腰部疼痛，甚至剧痛难忍。

　　(2) 或伴有面色苍白、头面冷汗淋漓、手足厥冷、恶心呕吐等。

按摩治病小窍诀

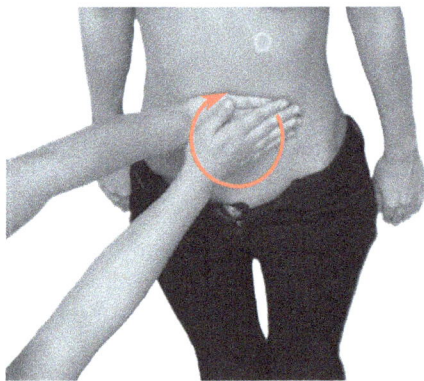

图 1-23　摩腹

　　(1) 摩腹：患者取仰卧位，术者站于其身侧，用掌摩法顺时针、逆时针交替摩腹5分钟，力度需作用到胃肠。施术时术者手掌面附着于患者腹部，作环形而有节奏的抚摩，称摩腹。注意上肢及腕掌要放松，轻放于治疗部位上，要以前臂带动腕及着力部位作环旋揉动，动作要和缓协调，用力宜轻不宜重，速度宜缓不宜急。(图1-23)

　　(2) 点揉气海、关元、中极、子宫：患者仰卧位，术者站于其身侧，以拇指点揉气海、关元、中极和子宫穴，力度以得气为度，时间各持续约1分钟。施术时拇指指端置于穴位上，垂直用力向下持续按压人体穴位，同时加上拇指指端带动深层组织的轻柔缓和的环旋活动。注意拇指指端要吸定于治疗部位，施加的压力均匀，揉动幅度适中。(图1-24，图1-25，图1-26，图1-27)

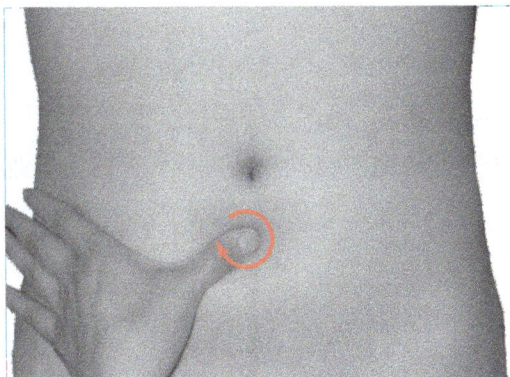

—◆❤ 图 1-24 点揉气海 ❤◆—

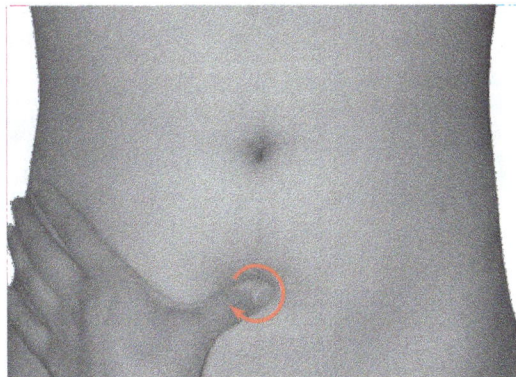

—◆❤ 图 1-25 点揉关元 ❤◆—

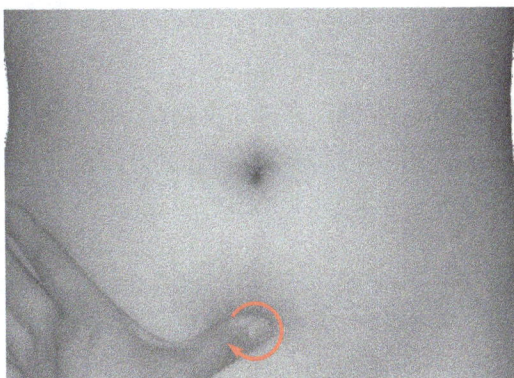

—◆❤ 图 1-26 点揉中极 ❤◆—

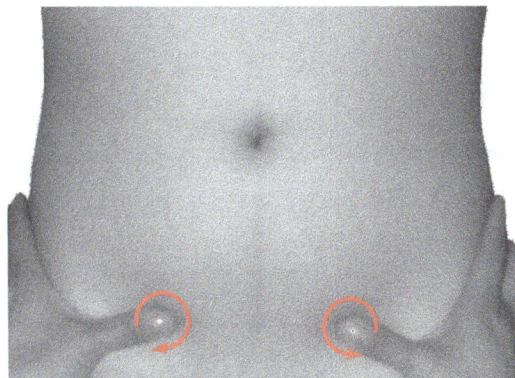

—◆❤ 图 1-27 点揉子宫 ❤◆—

(3) 按揉脾俞、肾俞：患者俯卧位，术者站于其身侧，用双手拇指按揉脾俞、肾俞，各持续约 1 分钟。施术时用拇指罗纹面着力于穴位上，其余四指置于其对侧或相应的部位以助力，在拇指指面用力向下按压的同时，以上肢带动拇指做环旋揉动，注意拇指要吸定于治疗部位，揉动时带动深层组织，幅度要适中。（图 1-28，图 1-29）

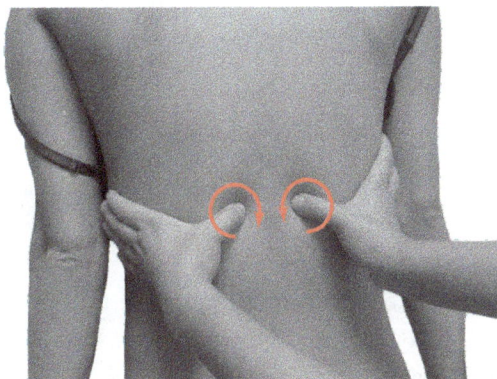

—◆❤ 图 1-28 按揉脾俞 ❤◆—

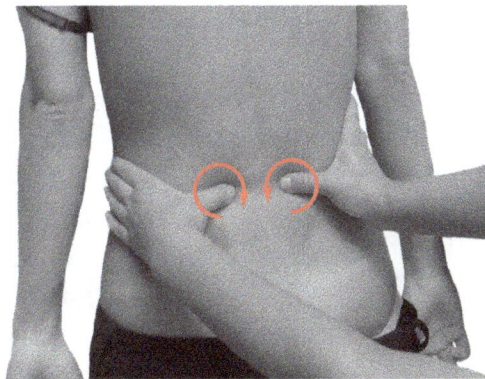

—◆❤ 图 1-29 按揉肾俞 ❤◆—

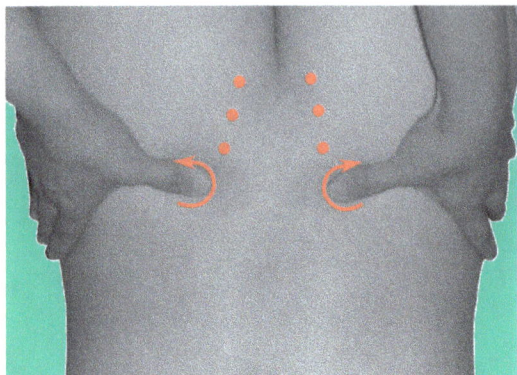

—◄•► 图1-30 点揉八髎 ◄•►—

（4）点揉八髎：患者俯卧位，术者站于其身侧，用双手拇指点揉八髎穴，各持续约1分钟。施术时拇指指端置于穴位上，垂直用力向下持续按压人体穴位，同时加上拇指指端带动深层组织的轻柔缓和的环旋活动。注意拇指指端要吸定于治疗部位，施加的压力均匀，揉动幅度适中。（图1-30）

（5）横擦腰骶：患者俯卧位，术者站于其身侧，横擦患者腰骶部肾俞、命门处，反复操作约半分钟。施术时以手的尺侧置于患者腰骶部，做横向直线往返擦动，以局部皮肤微红温热为度。本法浮而不沉，作用于肌肤，滑而不滞，速度要均匀，着力持续连贯。操作时沉肩，屈肘，悬腕，将力集中于施术之手掌尺侧。（图1-31，图1-32）

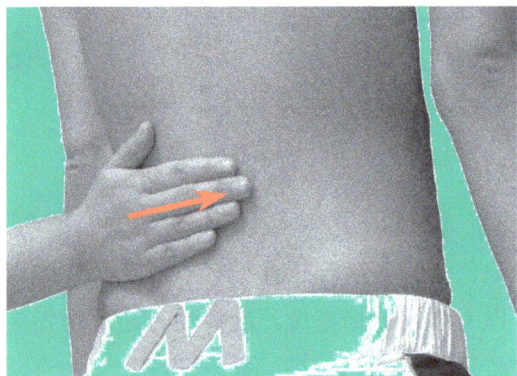

—◄•► 图1-31 横擦腰骶1 ◄•►—

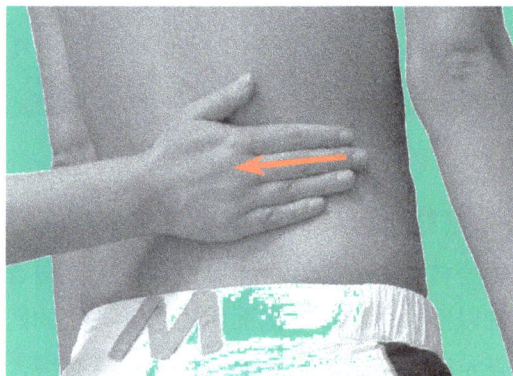

—◄•► 图1-32 横擦腰骶2 ◄•►—

（1）经期注意保暖，避免受凉。注意并讲究经期卫生，经前期及经期少吃生冷和辛辣等刺激性强的食物。

（2）调畅情志，避免生气。平时要加强体育锻炼，尤其是体质虚弱者。还应注意改善营养状态，并要积极治疗慢性疾病。

（3）如疼痛剧烈，可配合针灸及药物治疗。

（4）消除对月经的紧张、恐惧心理，解除思想顾虑，心情要愉快。可以适当参加劳动和运动，但要注意休息。

小贴士
TIPS

经间期出血

凡在两次月经之间，有周期性阴道出血者，称为"经间期出血"。

本病相当于西医学排卵期出血，一般出血量少，持续 2～3 日或数日，多能自止。若出血量多，持续时间长，失治误治，则可发展为崩漏。

临床表现

（1）素有禀赋不足、劳累过度或运动过量史。

（2）每于两次月经中间，大约在月经期后的第 12 至第 16 日，出现有规律性的阴道出血，量少，持续 2、3 日或数日，一般不超过 7 日，可伴有一侧少腹疼痛，腰酸，白带增多如蛋清样，或见赤白带下。

（3）妇科检查见宫颈黏液透明呈拉丝状，夹有血丝或有赤白带带下，子宫附件一般无异常。基础体温测定为双相型，出血发生于低、高温转化时，即排卵期。

按摩治病小窍诀

（1）点揉气海、关元：患者仰卧位，术者站于其身侧，以拇指点揉气海、关元，力度以得气为度，时间各持续约 1 分钟。施术时拇指指端置于穴位上，垂直用力向下持续按压人体穴位，同时加上拇指指端带动深层组织的轻柔缓和的环旋活动。注意拇指指端要吸定于治疗部位，施加的压力均匀，揉动幅度适中。（图 1-33，图 1-34）

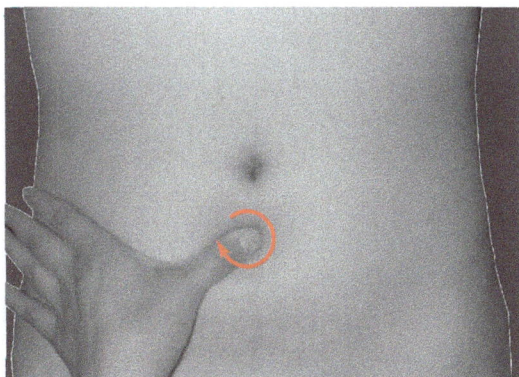

图 1-33 点揉气海

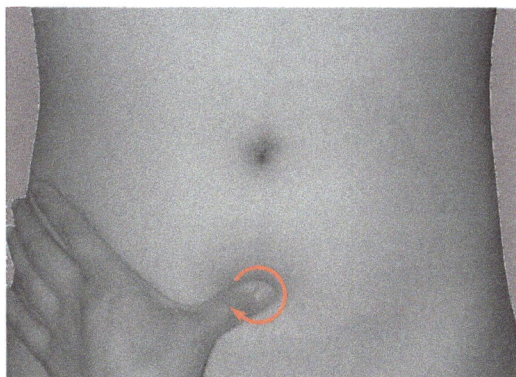

图 1-34 点揉关元

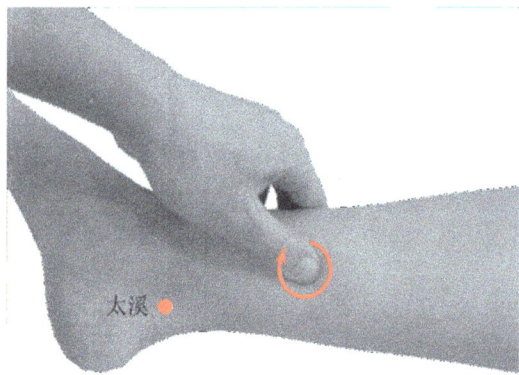

图1-35　点按三阴交、太溪

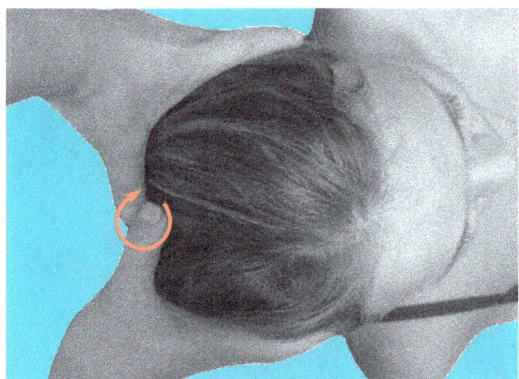

图1-36　点揉百会

（2）点按三阴交、太溪：患者正坐或仰卧位，术者站于其身侧，以拇指用力点按三阴交穴和太溪穴各1分钟，以患者能耐受为度。施术时以拇指指端着力，持续按压人体的穴位，在点穴时配合瞬间加大力度点按人体的穴位，即为点按。点按时手指应用力保持一定姿势，避免出现手指过伸或过屈，造成损伤。（图1-35）

（3）点揉百会：患者仰卧位，术者站或坐于其头前方，以拇指点揉百会和四神聪穴，力度以有酸胀得气感为度，时间持续约1分钟。施术时用拇指指端用力持续按压人体的穴位，同时配合拇指带动深层组织的轻柔缓和的环旋活动，即为点揉。注意施术时拇指指端要吸定于治疗部位，施加的压力要均匀，揉动幅度要适中。（图1-36）

（4）按揉肝俞、脾俞、肾俞：患者仰卧位，术者站于其身侧，用双手拇指按揉肝俞、脾俞、肾俞，各持续约1分钟。施术时用拇指罗纹面着力于穴位上，其余四指置于其对侧或相应的部位以助力，在拇指指面用力向下按压的同时，以上肢带动拇指做环旋揉动，注意拇指要吸定于治疗部位，揉动时带动深层组织，幅度要适中。（图1-37，图1-38，图1-39）

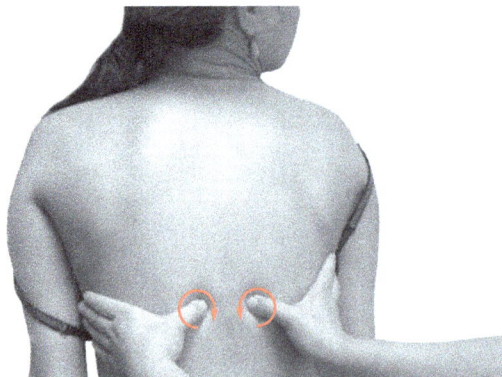

图1-37　按揉肝俞

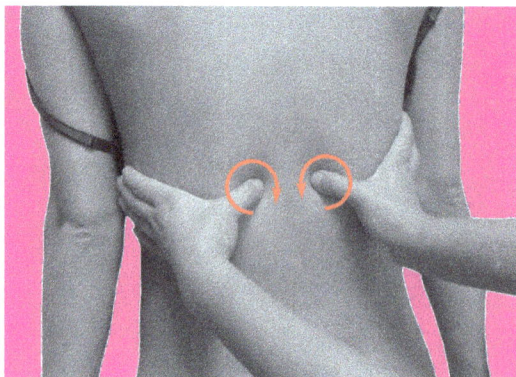

图1-38　按揉脾俞

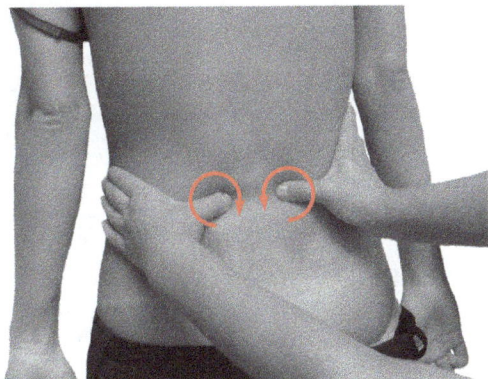

◆◇ 图1-39 按揉肾俞 ◇◆

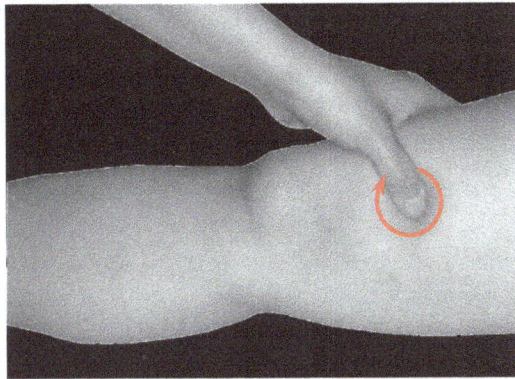

◆◇ 图1-40 点按血海 ◇◆

（5）点按血海：患者仰卧位，术者站于其身侧，以拇指点按血海穴1分钟，力度以患者能耐受为度。施术时以拇指指端着力，向下持续按压人体的穴位，同时配合瞬间加大力度按压人体的穴位，即为点按。点按时手指应用力保持一定姿势，避免出现手指过伸或过屈，造成损伤。（图1-40）

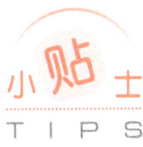

小贴士
TIPS

（1）注意心理健康，应放松心情，保持心情舒畅。
（2）合理饮食，饮食宜清淡，避免辛辣刺激的饮食。加强体育锻炼，增强体质。
（3）搞好计划生育，注意避孕，防止因多次流产导致本病。

闭　经

闭经是妇科病的常见症状之一，是由下丘脑－垂体－卵巢轴中的某一环节发生功能或器质性病变引起。可分为原发性和继发性两类。前者是指妇女年过18岁月经尚未来潮者，后者是指妇女在建立了正常月经周期后，停经6个月以上者。闭经可分为两大类：一类是生理性闭经，即妇女因某种生理原因而出现一定时期的月经不来潮，如妊娠期、哺乳期、绝经后等；另一类是病理性闭经，是指因某些病理性原因而使月经不来潮，可由全身性或局部的病变引起。中医学将本病称之为"女子不月"、"月事不来"、"血枯"、"血隔"。

先天禀赋不足，后天脾胃失养，肝气郁结，外感寒邪而致血虚、气滞、血瘀、寒凝使冲任失调、经闭。

临床表现

(1) 已年满 18 周岁月经尚未来潮，或月经周期已建立又连续 6 个月未行经。

(2) 或伴有头痛、视力障碍、恶心、呕吐、周期性腹痛；或有多毛、肥胖、溢乳等。

按摩治病小窍诀

(1) 推按腹部：患者仰卧位，术者站于其身侧，两手手指并拢，自然伸直，左手掌于右手背上，右手掌指平贴于腹部上方，用力向前下方推按，边推按边由上而下慢慢移动，沿腹中线向下推压至小腹，反复推按 30 次。施术时沉肩、垂臂，着力和缓、连贯，力度以患者能耐受为度。(图 1-41)

(2) 摩腹：患者取仰卧位，术者站于其身侧，用掌摩法顺时针、逆时针交替摩腹 5 分钟，力度需作用到深层。施术时术者手掌面附着于患者腹部，作环形而有节奏的抚摩，称摩腹。注意上肢及腕掌要放松，轻放于治疗部位上，要以前臂带动腕及着力部位作环旋揉动，动作要和缓协调，用力宜轻不宜重，速度宜缓不宜急。(图 1-42)

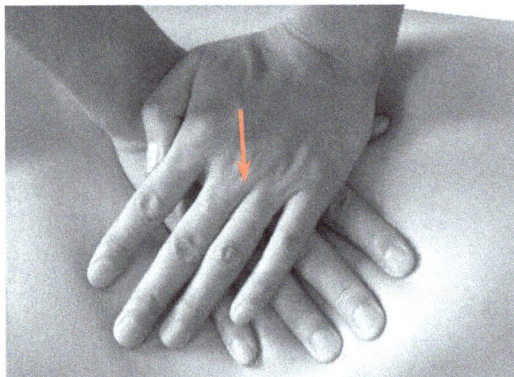
图 1-41 推按腹部

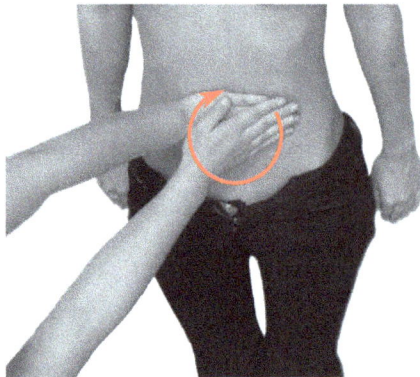
图 1-42 摩腹

(3) 点揉气海、关元、归来：患者仰卧位，术者站于其身侧，以拇指点揉气海、关元、归来穴，力度以得气为度，时间各持续约 1 分钟。施术时拇指指端置于穴位上，垂直用力向下持续按压人体穴位，同时加上拇指指端带动深层组织的轻柔缓和的环旋活动。注意拇指指端要吸定于治疗部位，施加的压力均匀，揉动幅度适中。(图 1-43，图 1-44，图 1-45)

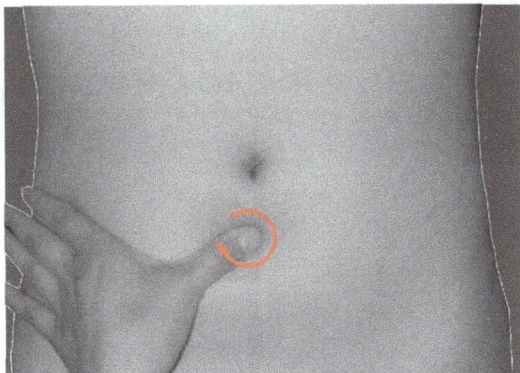

◀◆ 图 1-43 点揉气海 ◆▶

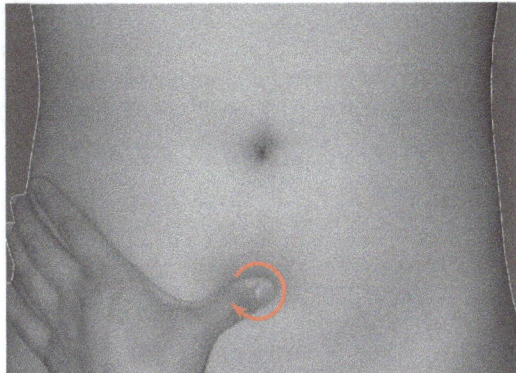

◀◆ 图 1-44 点揉关元 ◆▶

（4）按揉脾俞、肾俞：患者仰卧位，术者站于其身侧，用拇指按揉脾俞穴、肾俞穴，各持续约 1 分钟。施术时用拇指罗纹面着力于穴位上，其余四指置于其对侧或相应的部位以助力，在拇指指面用力向下按压的同时，以上肢带动拇指做环旋揉动，注意拇指要吸定于治疗部位，揉动要带动深层组织，幅度要适中。（图 1-46，图 1-47）

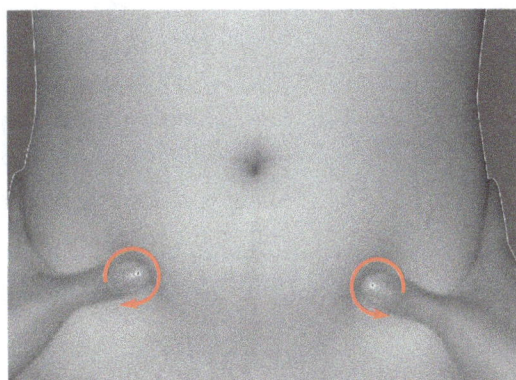

◀◆ 图 1-45 点揉归来 ◆▶

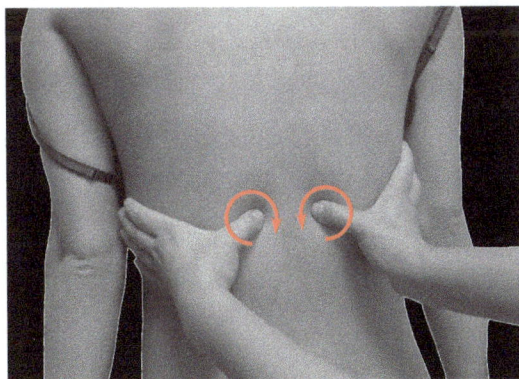

◀◆ 图 1-46 按揉脾俞 ◆▶

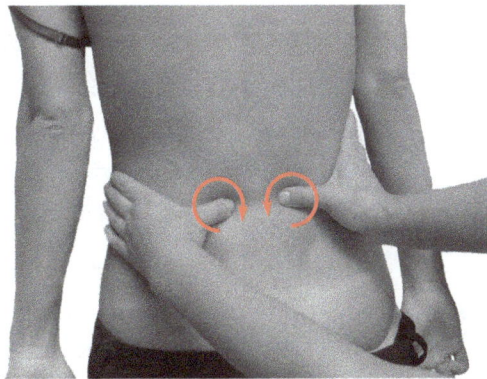

◀◆ 图 1-47 按揉肾俞 ◆▶

（5）横擦腰骶：患者俯卧位，术者站于其身侧，横擦患者腰骶部肾俞、命门处，反复操作约半分钟。施术时以手的尺侧置于患者腰骶部，做横向直线往返擦动，以局部皮肤微红温热为度。本法浮而不沉，作用于肌肤，滑而不滞，速度均匀，着力持续连贯。操作时沉肩，屈肘，悬腕，将力集中于施术之手掌尺侧。（图 1-48，图 1-49）

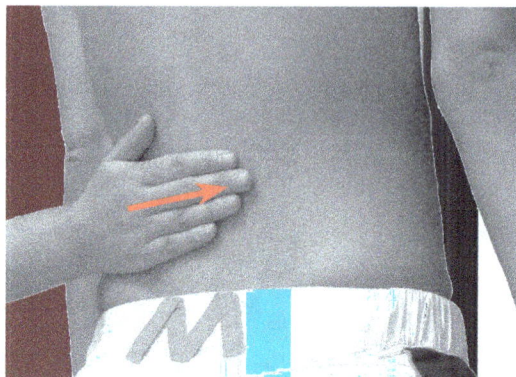

图 1-48　横擦腰骶 1

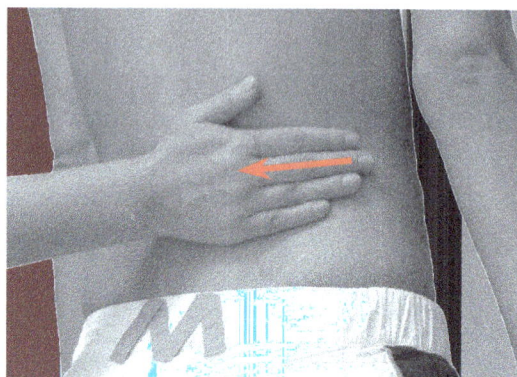

图 1-49　横擦腰骶 2

（1）调畅情志，锻炼体质，改善生活环境，避免生气。

（2）注意保暖，避免受凉。

（3）加强营养，增加体内脂肪量。

（4）可配合针灸及中药治疗。如治疗 1 个月后月经仍未来潮，需用激素促使月经来潮后再行调理。

经前期综合征

经前期综合征是指妇女在月经前期出现生理、精神及行为方面的改变的一种疾病，严重者影响生活和工作。临床以经前 7 ～ 14 日出现烦躁易怒、精神紧张、神经过敏、浮肿、腹泻、乳房胀痛等一系列症状，并随月经周期性发作为其特点，月经来潮后症状即自然消失。发生率为 30% ～ 40%，严重者不足 10%。20 ～ 30 岁之间患病率最高，城市妇女及脑力劳动妇女多见。

多为情志失调，致肝气郁结，日久可致气滞血瘀，郁结日久，化火伤阴或素体肝肾阴虚，致阴虚火旺。

临床表现

（1）症状出现于月经前 1 ～ 2 周，月经来潮后迅速明显减轻至消失。

（2）精神行为改变：急躁易怒，情绪不稳定，忧郁焦虑，甚至产生自杀意图。

（3）水钠潴留症状：体表水肿包括手、足、颜面浮肿，腹壁及内脏水肿时感觉腹部胀满，乳房水肿时出现乳房胀痛，胃肠道黏膜水肿时有恶心、呕吐或大便溏薄。

按摩治病小窍诀

（1）轻抹前额：患者仰卧位，术者坐于患者头前，用两手拇指指腹着力于前额，自印堂至神庭做抹法，反复操作1分钟。施术时以拇指的近端带动远端，做上下的单方向移动，其余四指置于头的两侧相对固定。在做抹法时，力量不宜太大，仅达皮肤和皮下，不带动皮下深层组织，速度宜稍快，此时患者可有轻松舒适的感觉。（图1-50，图1-51，图1-52）

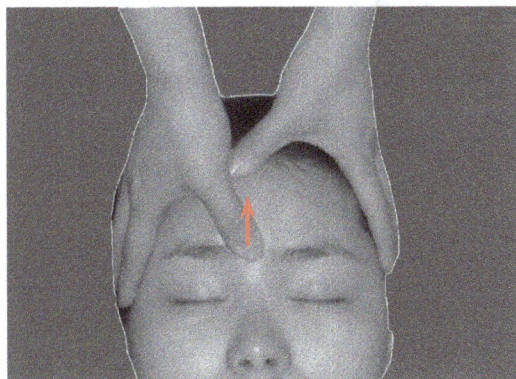
图1-50　轻抹前额1

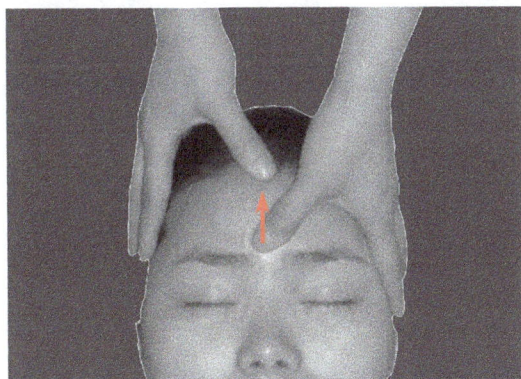
图1-51　轻抹前额2

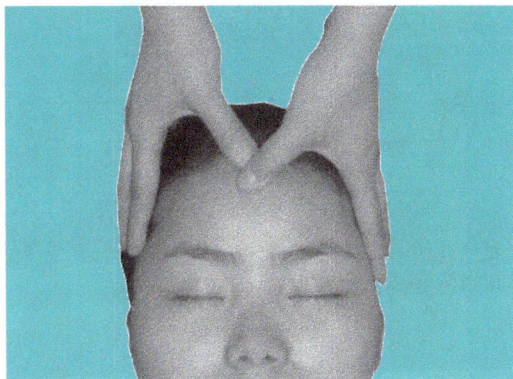
图1-52　轻抹前额3

（2）双运太阳：患者仰卧位，术者站或坐于其头前方，以双手运太阳穴1分钟，以得气为度。运法施术时，用双手拇指或示中指的指面，分别浮按于两侧太阳穴处，吸定以后作旋绕运动，反复操作，速度须轻缓不急。（图1-53）

（3）点揉百会：患者仰卧位，术者站或坐于其头前方，以拇指点揉百会穴，力度以有酸胀得气感为度，时间持续约1分钟。施术时用拇指指端用力持续按压人体的穴位，同时配合拇指带动深层组织的轻柔缓和的环旋活动，即为点揉。注意施术时拇指指端要吸定于治疗部位，施加的压力要均匀，揉动幅度要适中。（图1-54）

（4）捏脊：患者俯卧位，术者站于其身侧，反复捏脊6～8遍，力度以患者能耐受为度。施术时两手略尺偏，两手示指中节桡侧横抵于皮肤，拇指置于示指前方的皮肤处，于骶尾部长强处用两手指共同捏拿肌肤，循脊椎或脊椎旁两侧徐徐捻动上移，边捏边拿，边提边放，连续灵活，直至大椎。（图1-55）

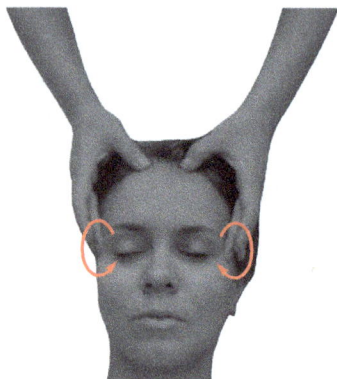

图 1-53 双运太阳

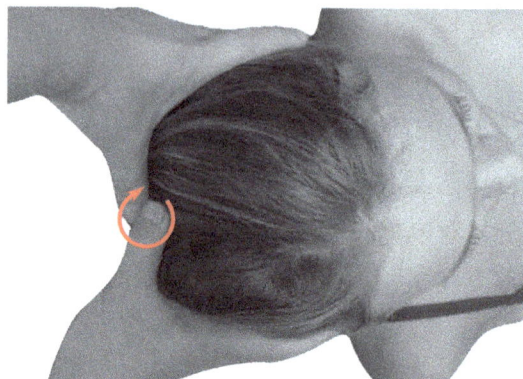

图 1-54 点揉百会

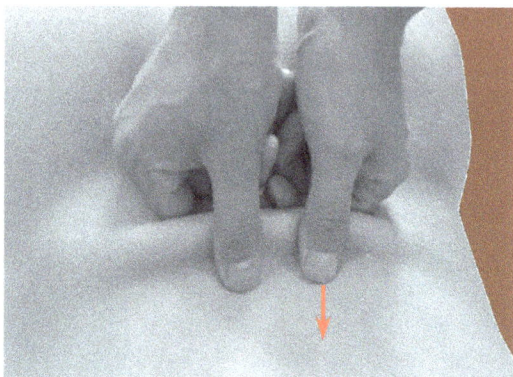

图 1-55 捏脊 1

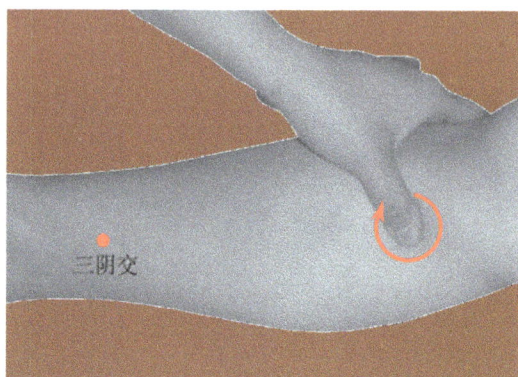

图 1-56 点揉阴陵泉、三阴交

（5）点揉阴陵泉、三阴交：患者仰卧位，术者站于其身侧，用拇指点揉患者的阴陵泉和三阴交穴，力度以患者能耐受为度，时间各1分钟。施术时用拇指指端先用力持续按压人体的穴位，同时配合拇指带动深层组织的轻柔缓和的环旋揉动，即为点揉。注意拇指指端要吸定于治疗部位，压力要均匀，揉动幅度要适中。（图1-56）

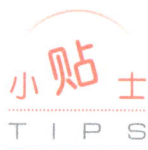

小贴士 TIPS

（1）调畅情志，避免生气。
（2）起居规律，避寒保暖。少吃甜食和动物脂肪，少喝酒，多吃纤维素。
（3）多做运动。可配合针灸及中药治疗以提高疗效。

功能失调性子宫出血

功能失调性子宫出血病，简称"功血"，是指由于调节生殖的神经内分泌机制，丘脑下－垂体－卵巢轴功能失调引起的异常子宫出血，除外妊娠、血液病，且经检查全身及内外生殖器官无器质性病变者。功血可分为无排卵型功血和排卵型功血，其中以前者最为多见。中医学中属"崩漏"、"崩中"范畴。

临床表现

(1) 月经周期紊乱、经期延长。

(2) 经量多或淋漓不尽。

(3) 常有疲劳乏力、头晕、心悸、气短、面色苍白等伴随症状。

按摩治病小窍诀

(1) 调补神阙：患者仰卧位，术者立于其身侧，术者将手掌放置于患者脐上，作逆时针方向和顺时针方向的交替揉动，而逆多顺少为调补，持续操作约 5 分钟。注意施术时速度和缓，力度柔和，不宜过猛。（图 1-57，图 1-58）

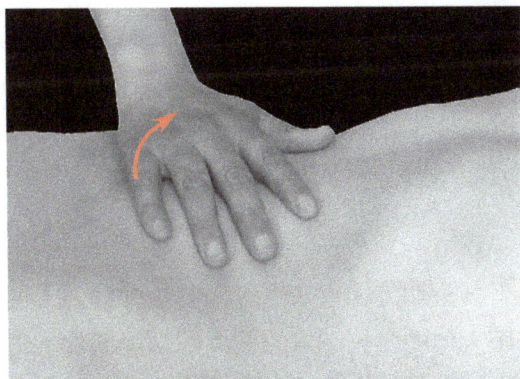

图 1-57 调补神阙 1

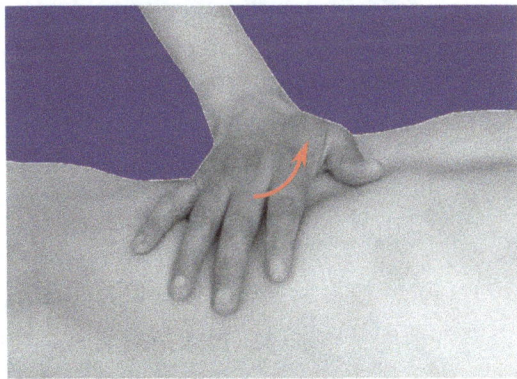

图 1-58 调补神阙 2

(2) 横摩下腹：患者仰卧位，使者立于其身侧，以一手手掌置于患者下腹部髂骨内侧缘处，横向摩动至身体对侧髂骨内侧缘处，反复摩动 5 ~ 7 分钟，以患者有热感舒适为宜。注意施术时力度轻而不浮，重而不滞，要直线摩动。（图 1-59，图 1-60）

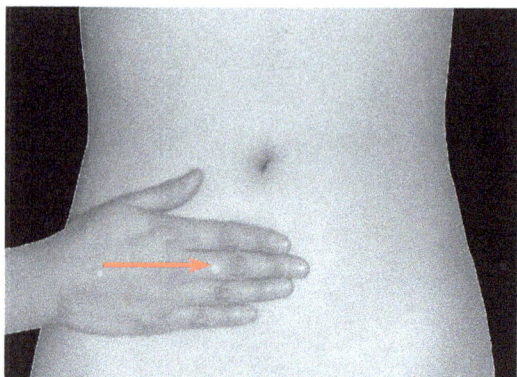
图 1-59　横摩下腹 1

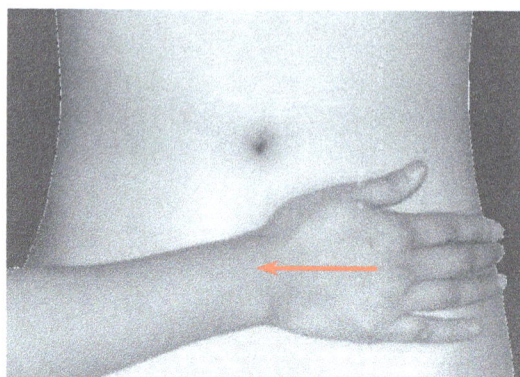
图 1-60　横摩下腹 2

（3）点揉气海、关元：患者仰卧位，术者站于其身侧，以拇指点揉气海和关元穴，力度以得气为度，时间各持续约 1 分钟。施术时拇指指端置于穴位上，垂直用力向下持续按压人体穴位，同时加上拇指指端带动深层组织的轻柔缓和的环旋活动。注意拇指指端要吸定于治疗部位，施加的压力均匀，揉动幅度适中。（图 1-61，图 1-62）

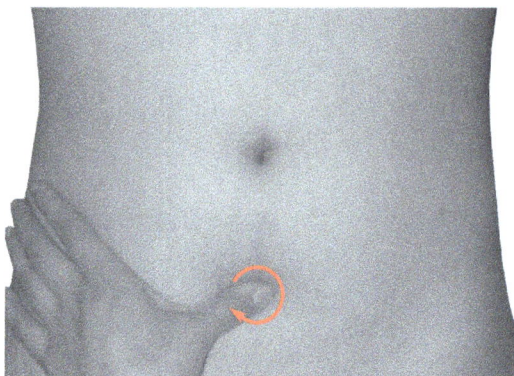
图 1-61　点揉气海

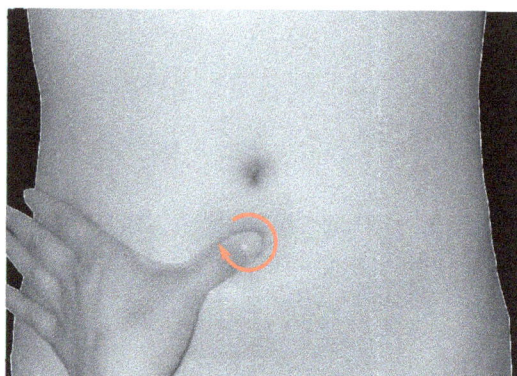
图 1-62　点揉关元

（4）点按百会：患者仰卧位，术者站或坐于其头前方，点按百会穴约 1 分钟，力度以得气为度。施术时以拇指指端着力，持续按压人体的穴位，点的同时配合瞬间加大力度按压人体的穴位。点按时手指应保持一定姿势，避免出现手指过伸或过屈，造成损伤。（图 1-63）

（5）点揉三阴交、太溪：患者仰卧位，术者站于其身侧，用拇指点揉患者的三阴交穴和太溪穴，力度以患者能耐受为度，时间各 1 分钟。施术时用拇指指端先用力持续按压人体的穴位，同时配合拇指带动深层组织的轻柔缓和的环旋揉动，即为点揉。注意拇指指端要吸定于治疗部位，压力要均匀，揉动幅度要适中。（图 1-64）

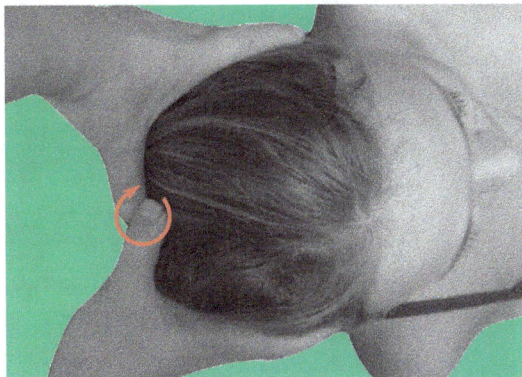

◆ 图1-63 点按百会 ◆

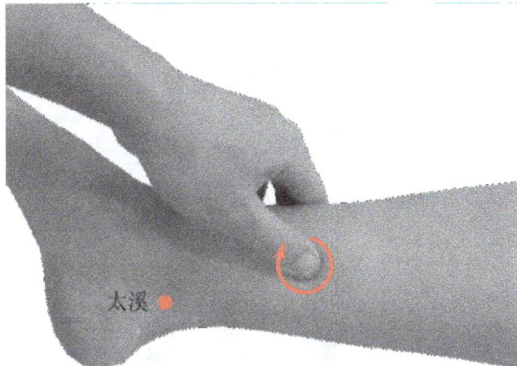

太溪

◆ 图1-64 点揉三阴交、太溪 ◆

小贴士
TIPS

(1) 调畅情志，避免生气。
(2) 起居规律，避寒保暖。宜清淡饮食，少食辛辣刺激及寒凉的食物；避免暴饮暴食。
(3) 加强卫生宣传教育。
(4) 可配合针灸及中药治疗以提高疗效。如遇大出血，应及时医院救治。

更年期综合征

女性45～55岁期间，身体各器官、内分泌腺体、心理及生理均发生各种改变。妇女卵巢功能逐渐衰退直至功能丧失，生殖器官开始萎缩，功能也逐渐衰退，约10%～30%的妇女不能适应此种变化，在此期间就表现出的一系列程度不同的性激素减少、自主神经功能紊乱的证候群统称为更年期综合征。主要表现有头面部潮红、头晕、心悸、血压升高，伴有眩晕、耳鸣、眼花、记忆力减退、失眠、焦虑、抑郁、容易激动等症状。

绝经前后，肾气渐衰，冲任渐亏，以致阴阳平衡失调，脏腑功能失常。

临床表现

(1) 心血管症状：潮热，出汗，血管痉挛性疼痛，高血压，眩晕，耳鸣，眼花。
(2) 神经精神症状：情绪不稳定，紧张，焦虑，失眠，健忘等。

（3）月经及生殖器官变化：月经周期紊乱，经期延长，经量增加，甚至来潮时如血崩，渐变为停经。外阴、阴道、子宫、输卵管、乳腺等组织逐渐萎缩，骨盆底及阴道周围组织逐渐松弛。

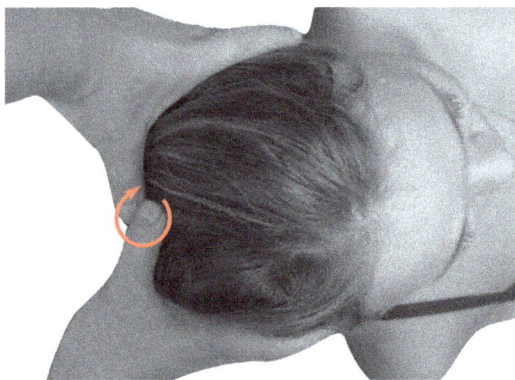

图1-65 点揉百会

按摩治病小窍诀

（1）点揉百会：患者仰卧位，术者站或坐于其头前方，以拇指点揉百会穴，力度以有酸胀得气感为度，时间持续约1分钟。施术时用拇指指端用力持续按压人体的穴位，同时配合拇指带动深层组织的轻柔缓和的环旋活动，即为点揉。注意施术时拇指指端要吸定于治疗部位，施加的压力要均匀，揉动幅度要适中。（图1-65）

（2）调补神阙：患者仰卧位，术者立于其身侧，术者将手掌放置于患者脐上，作顺时针方向和逆时针方向的交替揉动，而逆多顺少为调补，持续操作约5分钟。注意施术时速度和缓，力度柔和，不宜过猛。（图1-66，图1-67）

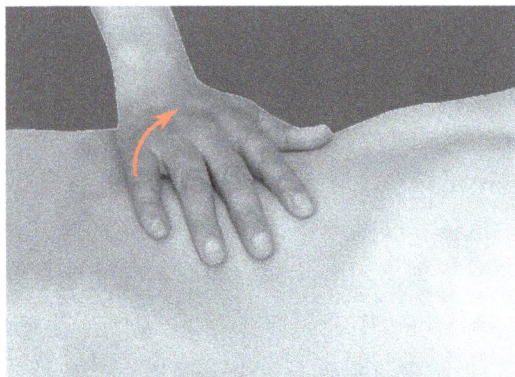

图1-66 调补神阙1

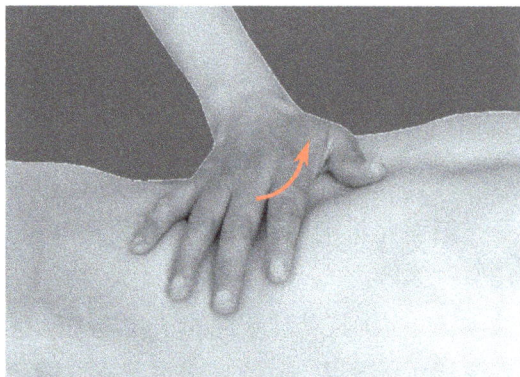

图1-67 调补神阙2

（3）捏脊：患者俯卧位，术者站于其身侧，反复捏脊6～8遍，力度以患者能耐受为度。施术时两手略尺偏，两手示指中节桡侧横抵于皮肤，拇指置于示指前方的皮肤处，于骶尾部长强处用两手指共同捏拿肌肤，循脊椎或脊椎旁两侧徐徐捻动上移，边捏边拿，边提边放，连续灵活，直至大椎。（图1-68）

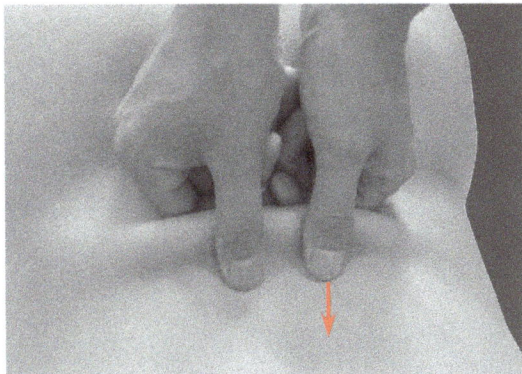

◄◄ 图1-68 捏脊 ►►

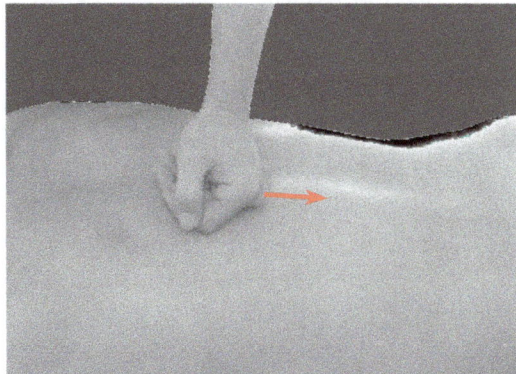

◄◄ 图1-69 擦背俞穴 ►►

（4）擦背俞穴：患者俯卧位，术者站于其身侧，用擦法在患者背部肝俞、胆俞、脾俞穴处操作，手法要求深透，持续5分钟。施术时手指自然屈曲，似握空拳，肩背放松，略屈肘、悬腕，将手背及手掌尺侧吸定于患者的施治部位，以腕部关节轻松自然的内外一扣一翻进行往返擦动。操作时着力部位应吸附于治疗部位上，避免往返拖动，用力均匀，动作协调，不可忽快忽慢，时轻时重，患者应感觉施治部位舒适而轻松。（图1-69）

（5）擦涌泉：患者仰卧位，术者站于其身侧，用大鱼际擦足心涌泉穴3分钟，以局部皮肤微红透热，患者感舒适为宜。施术时一手固定足部，另一手大鱼际置于患者涌泉穴处，往返上下直线搓动，注意速度要均匀，力度宜轻。（图1-70，图1-71）

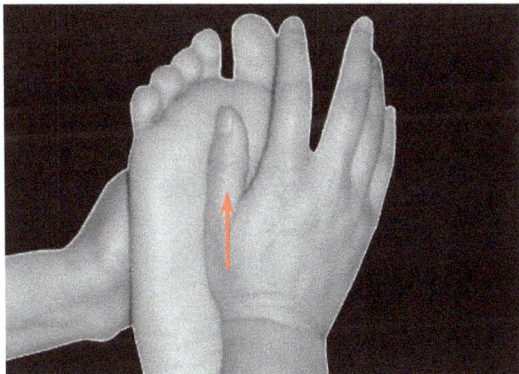

◄◄ 图1-70 擦涌泉1 ►►

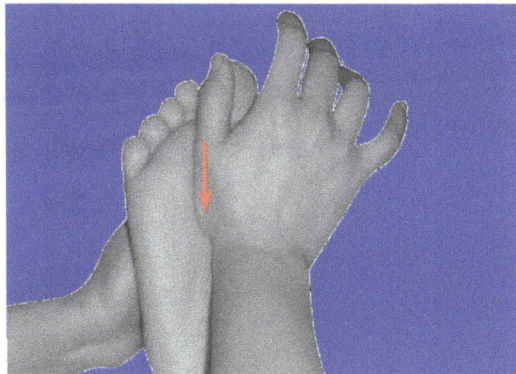

◄◄ 图1-71 擦涌泉2 ►►

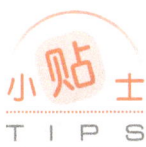

（1）生活应有规律，注意劳逸结合，保证充足的睡眠，但不宜过多卧床休息。

（2）培养兴趣爱好，减少思想顾虑。

（3）饮食方面应适当限制高脂肪食物及糖类食物，少吃盐，不吸烟，不喝酒，多食富含蛋白质的食物及瓜果蔬菜等。

第二章

产 后 病

产后病，是指产妇于产褥期
内发生的与分娩或产褥有关的疾
病。产后6周以内为产褥期。"多
虚、多瘀"是产后主要的生理特
征及发病基础，故而产后病的治
疗应归纳为"补虚、祛邪"两大
法则。临证时应注意补虚与祛邪
的关系：产后虽有瘀滞，但不能
祛邪太过，虽有缺损宜补，但需
要补而不留瘀。

产 后 缺 乳

妇女产后乳汁分泌量少或全无，不能满足喂哺婴儿的需要，称为产后缺乳。缺乳多发生在产后 2 ~ 3 日至半月内，也可发生在整个哺乳期。该病多与孕前孕期乳腺发育较差，或分娩出血过多，或授乳方法不当有关。本病在中医学中属于"缺乳"、"乳汁不行"范畴。病因病机为化源不足，瘀滞不行。主要是由于气血虚弱、肝郁气滞所致。

临床表现

(1) 产妇哺乳期间，主要在产后半个月内，乳汁不畅、缺乏或全无，不足以喂养婴儿。

(2) 触诊乳房柔软或胀硬，或乳头凹陷或皲裂。

(3) 通过有关检查排除炎症、肿瘤、恶露等疾病所致缺乳。

按摩治病小窍诀

(1) 按揉乳根：患者仰卧位，术者站于其身侧，用拇指或示中二指行按揉法施术于患者乳根穴。嘱患者放松，施术时不可用力过猛，以免引起患者疼痛，手法要均匀柔和，力度适中，指力渗透。术中观察患者的表情，以免引起不适感（图 2-1）。

(2) 擦背俞穴：患者俯卧位，术者站于其身侧，用擦法在患者背部肝俞、胆俞、脾俞穴处操作，手法要求深透，持续 5 分钟。施术时手指自然屈曲，似握空拳，肩

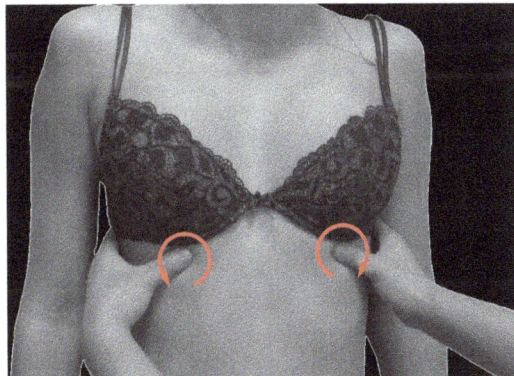

—— ◀ ◆ 图 2-1 按揉乳根 ◆ ▶ ——

背放松，略屈肘、悬腕，将手背及手掌尺侧吸定于患者的施治部位，以腕部关节轻松自然的内外一扣一翻进行往返擦动。操作时着力部位应吸附于治疗部位上，避免往返拖动，用力均匀，动作协调，不可忽快忽慢，时轻时重，患者应感觉施治部位舒适而轻松。（图2-2）

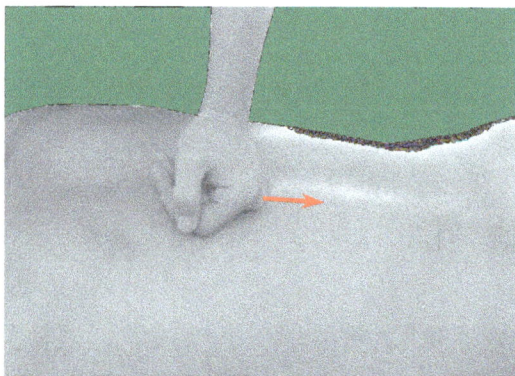

━ ◁ ▸ 图 2-2　揉背俞穴 ◁ ▸ ━

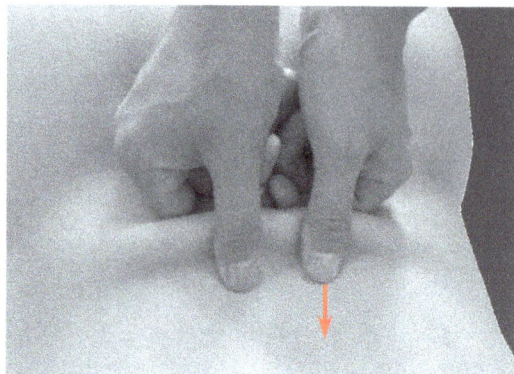

━ ◁ ▸ 图 2-3　捏脊 ◁ ▸ ━

（3）捏脊：患者俯卧位，术者站于其身侧，反复捏脊 6～8 遍，力度以患者能耐受为度。施术时两手略尺偏，两手示指中节桡侧横抵于皮肤，拇指置于示指前方的皮肤处，于骶尾部长强处用两手指共同捏拿肌肤，循脊椎或脊椎旁两侧徐徐捻动上移，边捏边拿，边提边放，连续灵活，直至大椎。（图 2-3）

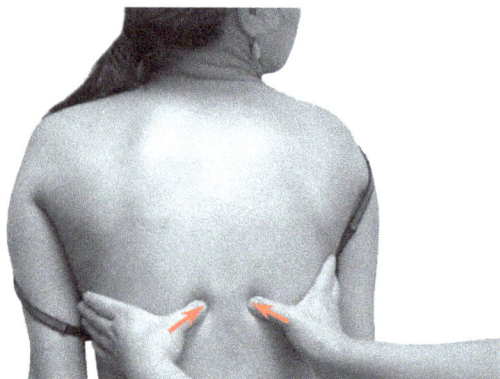

━ ◁ ▸ 图 2-4　按揉肝俞 ◁ ▸ ━

（4）按揉肝俞、脾俞、肾俞：患者俯卧位，术者站于其身侧，用双手拇指按揉肝俞、脾俞、肾俞，各持续约 1 分钟。施术时用拇指罗纹面着力于穴位上，其余四指置于其对侧或相应的部位以助力，在拇指指面用力向下按压的同时，以上肢带动拇指做环旋揉动，注意拇指要吸定于治疗部位，揉动时带动深层组织，幅度要适中。（图 2-4，图 2-5，图 2-6）

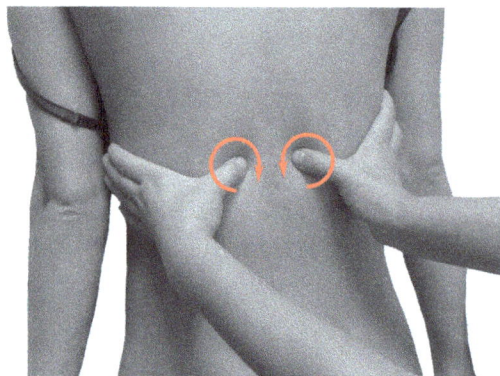

━ ◁ ▸ 图 2-5　按揉脾俞 ◁ ▸ ━

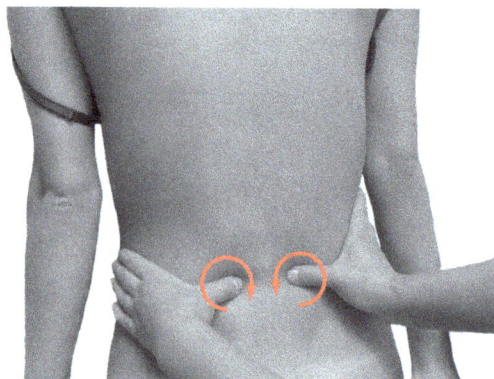

━ ◁ ▸ 图 2-6　按揉肾俞 ◁ ▸ ━

（5）点揉足三里、三阴交、太溪：患者仰卧位，术者站于其身侧，用拇指点揉法点揉足三里、三阴交、太溪穴各约1分钟。施术时用拇指指端着力于穴位处，用力持续按压人体的穴位，同时配合拇指带动深层组织的轻柔缓和的环旋活动。注意拇指指端要吸定于治疗部位，施加的压力要均匀，以上肢带动拇指点揉，揉动幅度要适中。（图2-7，图2-8）

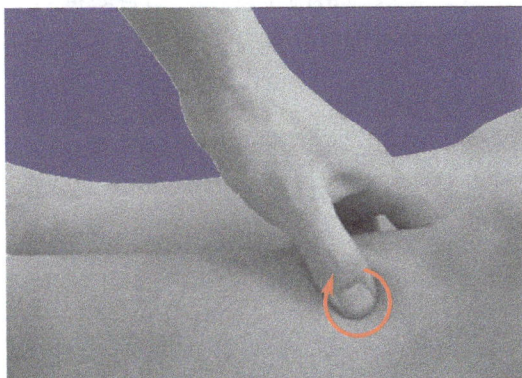

—•◄ 图2-7 点揉足三里 ►•—

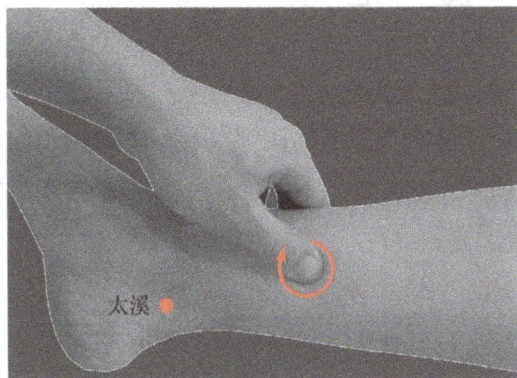

太溪

—•◄ 图2-8 点揉三阴交、太溪 ►•—

（6）掐内关：患者仰卧位，术者站于其身侧，用指掐法在内关穴操作，力度以患者能耐受为度，时间持续约半分钟。施术时以单手拇指端甲缘，将力贯注于着力的指端，重按而掐之，施用掐法时着力或持续，或一上一下掐点之。但需注意不可刺破皮肤。（图2-9）

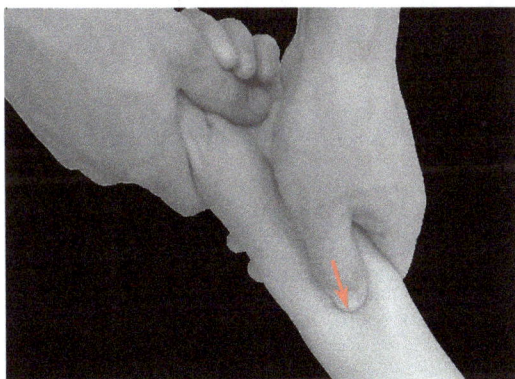

—•◄ 图2-9 掐内关 ►•—

小贴士
TIPS

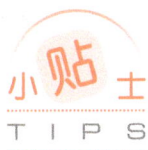

注意营养和休息；猪蹄、鲫鱼、赤豆、糯米等是产后乳汁不行的食疗佳品，忌食过咸、辛辣和肥甘厚腻之品；掌握正确授乳方法，按时哺乳，建立良好的泌乳反射；保证充足的睡眠，调畅情志，保持气血调和，促使乳汁恢复正常分泌；哺乳期注意乳房的清洁卫生；发现该病及时治疗。

产 后 身 痛

产后身痛是指产妇在产褥期内，出现肢体、关节酸痛、麻木、重着者，称为"产后身痛"，亦称"遍身痛"、"产后关节痛"，是产后常见病。病因病机为素体血虚，产后失血过多，阴血亏虚，筋脉关节失养；或产后恶漏去少，瘀血留滞于经络、筋骨之间，气血运行受阻，或产后百节空虚，卫表不固，风寒湿邪乘虚而入，筋脉痹阻，气血运行不畅，瘀滞作痛。主要是由于气血亏虚、肾精亏虚、风寒侵袭、气滞血瘀所致。

本病类似于西医学风湿、类风湿引起的关节痛。出现关节酸痛，麻木，重着，关节活动不利，甚则关节肿胀等症状。病久不愈者可见肌肉萎缩，关节变形。

☙ 临床表现

（1）发生于产褥期，以冬春严寒季节多见，北方多于南方，农村多于城市。

（2）产后突然发生，表现为突然出现的四肢关节疼痛、酸楚、麻木、重着，肢体不能屈伸，甚至双下肢痿痹，不能下地行走。

（3）相关检查排除风湿性、类风湿疾病，以及肾炎等疾病。

☙ 按摩治病小窍诀

1. 气血亏虚型

（1）攘背俞穴：患者俯卧位，术者站于其身侧，用攘法在患者背部肝俞、胆俞、脾俞穴处操作，手法要求深透，持续5分钟。施术时手指自然屈曲，似握空拳，肩背放松，略屈肘、悬腕，将手背及手掌尺侧吸定于患者的施治部位，以腕部关节轻松自然的内外一扣一翻进行往返攘动。操作时着力部位应吸附于治疗部位上，避免往返拖动，用力均匀，动作协调，不可忽快忽慢，时轻时重，患者应感觉施治部位舒适而轻松。（图2-10）

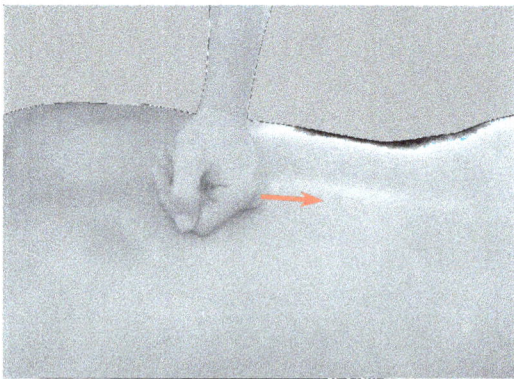

—— ☙ 图2-10 攘背俞穴 ☙ ——

（2）点揉气海、关元：患者仰卧位，术者站于其身侧，以拇指点揉气海、关元，力度以得气为度，时间各持续约1分钟。施术时拇指指端置于穴位上，垂直用力向下持续按压人体穴位，同时加上拇指指端带动深层组织的轻柔缓和的环旋活动。注意拇指指端要吸定于治疗部位，施加的压力均匀，揉动幅度适中。（图2-11，图2-12）

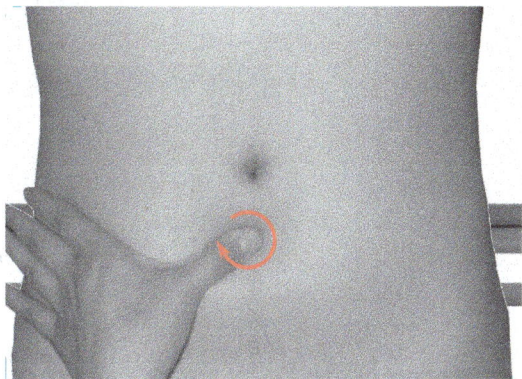

图2-11　点揉气海

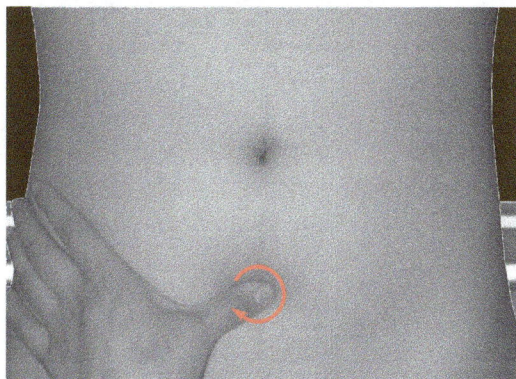

图2-12　点揉关元

（3）调补神阙：患者仰卧位，术者立于其身侧，术者将手掌放置于患者脐上，作逆时针方向和顺时针方向的交替揉动，而逆多顺少为调补，持续操作约5分钟。注意施术时速度和缓，力度柔和，不宜过猛。（图2-13，图2-14）

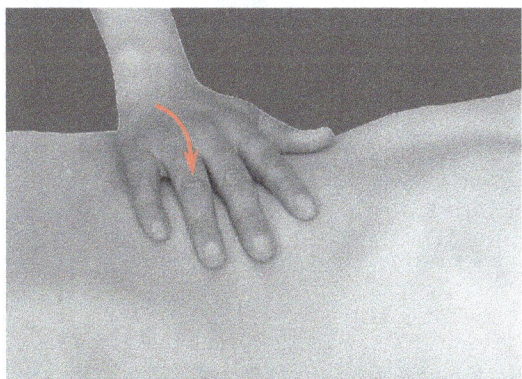

图2-13　调补神阙1

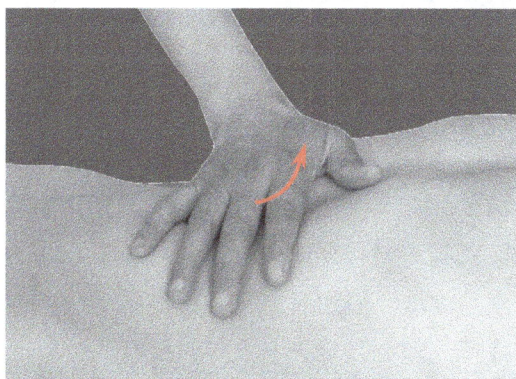

图2-14　调补神阙2

（4）点揉足三里：患者仰卧位，术者站于其身侧，以拇指点揉足三里穴，力度以有酸胀得气感为度，时间各1分钟。施术时用拇指指端着力于治疗部位，用力向下持续点压人体的穴位，同时配合拇指带动深层组织的轻柔缓和的环旋活动。注意拇指指端要吸定于穴位，施加的压力要均匀，以上肢带动拇指点揉，揉动幅度要适中。（图2-15）

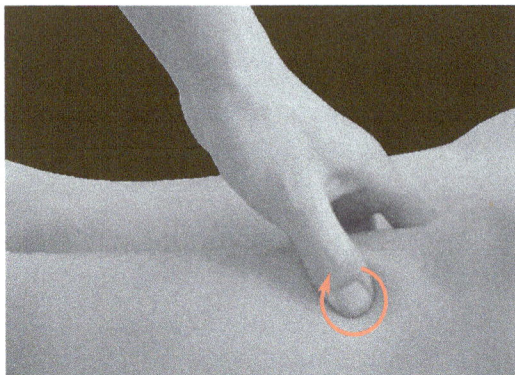

图 2-15　点揉足三里

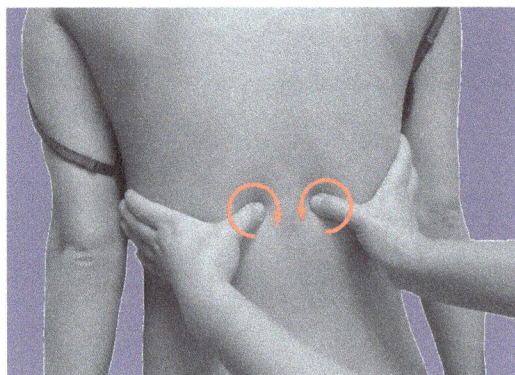

图 2-16　按揉脾俞

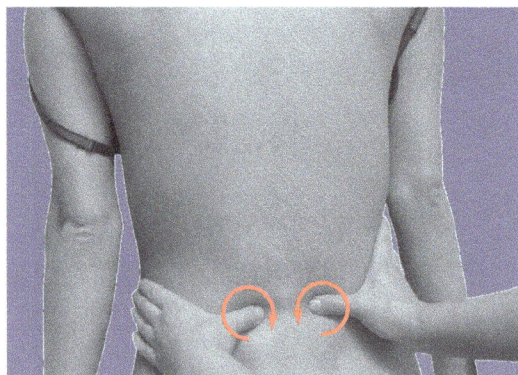

图 2-17　按揉肾俞

2. 肾精亏虚型

（1）按揉脾俞、肾俞：患者仰卧位，术者站于其身侧，用拇指按揉脾俞穴、肾俞穴，各持续约 1 分钟。施术时用拇指罗纹面着力于穴位上，其余四指置于其对侧或相应的部位以助力，在拇指指面用力向下按压的同时，以上肢带动拇指做环旋揉动，注意拇指要吸定于治疗部位，揉动要带动深层组织，幅度要适中。（图 2-16，图 2-17）

（2）点按三阴交、太溪：患者正坐或仰卧位，术者站于其身侧，以拇指用力点按三阴交穴和太溪穴各 1 分钟，以患者能耐受为度。施术时以拇指指端着力，持续按压人体的穴位，在点穴时配合瞬间加大力度点按人体的穴位，即为点按。点按时手指应用力保持一定姿势，避免出现手指过伸或过屈，造成损伤。（图 2-18）

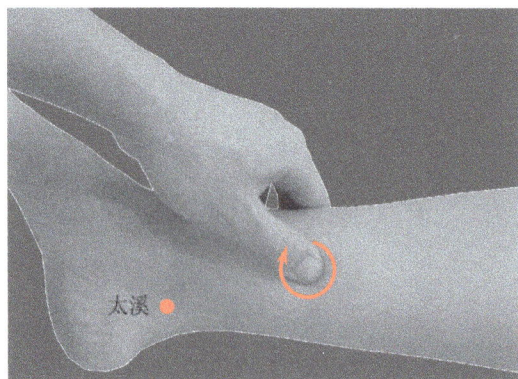

太溪

图 2-18　点按三阴交、太溪

（3）擦涌泉：患者仰卧位，术者站于其身侧，用大鱼际擦足心涌泉穴 3 分钟，以局部皮肤微红透热，患者感舒适为宜。施术时一手固定足部，另一手大鱼际置于患者涌泉穴处，往返上下直线搓动，注意速度要均匀，力度宜轻。（图 2-19，图 2-20）

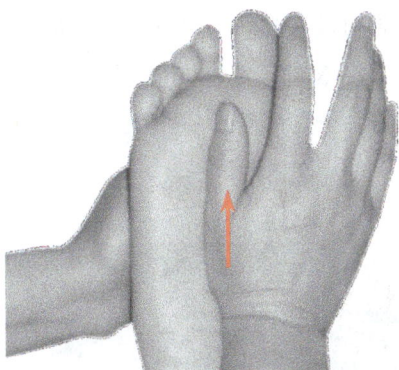

——◁•● 图 2-19　擦涌泉 1 ●•▷——

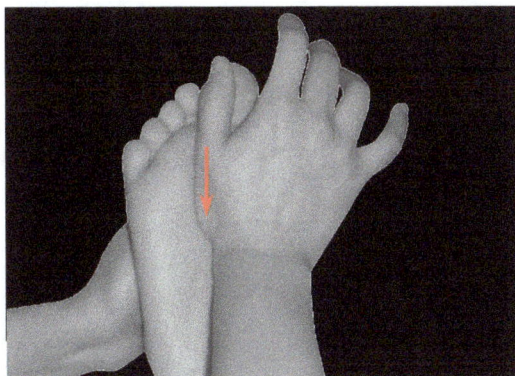

——◁•● 图 2-20　擦涌泉 2 ●•▷——

3．风寒侵袭型

（1）掐合谷：患者正坐或仰卧位，术者站于其身侧，用拇指掐法在合谷穴操作，以得气为度，时间持续约半分钟。施术时以单手拇指端甲缘，将力贯注于着力的指端，重按而掐之，施用掐法时着力或持续，或一上一下掐点之。但需注意不可刺破皮肤。（图 2-21）

（2）点揉大椎：患者坐位或俯卧位，术者站在患者的身侧，用拇指指腹施点揉法在患者大椎穴。施术时，术者不可点揉在患者的骨头上，以免引起疼痛；不可用指甲掐到皮肤，以免皮肤擦破；术者着力于施术部位，用力渗透均匀，给与较强刺激，促进患者出汗为佳。（图 2-22）

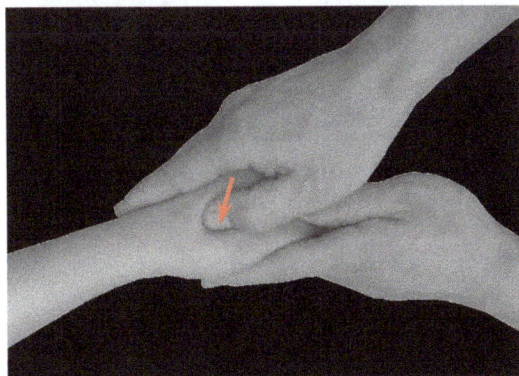

——◁•● 图 2-21　掐合谷 ●•▷——

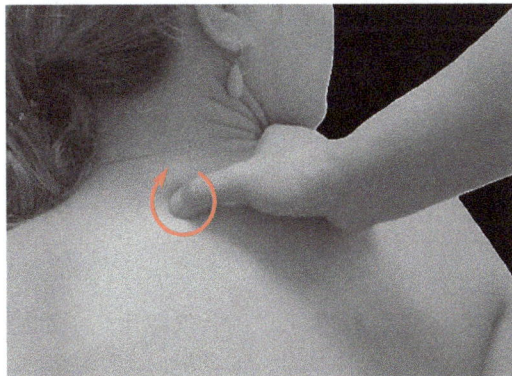

——◁•● 图 2-22　点揉大椎 ●•▷——

4．气滞血瘀型

（1）掐内关：患者仰卧位，术者站于其身侧，用指掐法在内关穴操作，力度以患者能耐受为度，时间持续约半分钟。施术时以单手拇指端甲缘，将力贯注于着力的指端，重按而掐之，施用掐法时着力或持续，或一上一下掐点之。但需注意不可刺破皮肤。（图 2-23）

（2）点按血海：患者仰卧位，术者站于其身侧，以拇指点按血海穴 1 分钟，力度以患者能耐受为度。施术时以拇指指端着力，向下持续按压人体的穴位，同时配合瞬间加大力度按压人体的穴位，即为点按。点按时手指应用力保持一定姿势，避免出现手指过伸或过屈，造成损伤。（图 2-24）

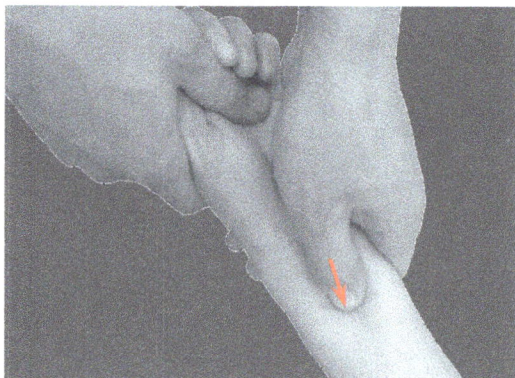

图 2-23　掐内关

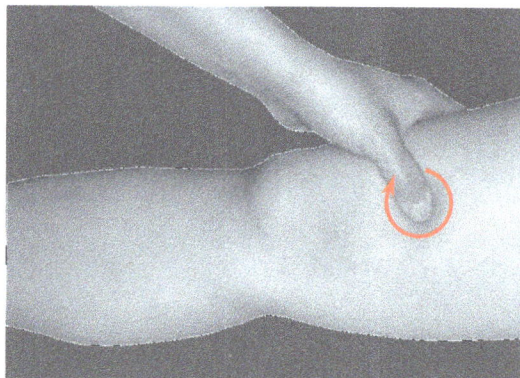

图 2-24　点按血海

（3）点揉三阴交：患者仰卧位，术者站于其身侧，用拇指点揉法点揉三阴交穴 1 分钟。施术时用拇指指端着力于穴位处，用力持续按压人体的穴位，同时配合拇指带动深层组织的轻柔缓和的环旋活动。注意拇指指端要吸定于治疗部位，施加的压力要均匀，以上肢带动拇指点揉，揉动幅度要适中。（图 2-25）

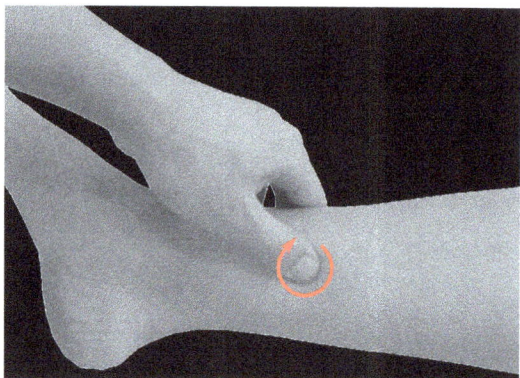

图 2-25　点揉三阴交

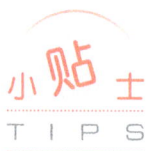

小贴士 TIPS

增加营养，多食补血之品，例如红枣、桂圆、黄芪、当归、生姜、羊肉等；及时治疗，以免延误病情而引起其他并发症。

产 后 腹 痛

产妇分娩之后，由于子宫收缩而引起的以小腹疼痛为主症者，称"产后腹痛"。临床主要表现为新产后，下腹部疼痛，且多为阵发性疼痛，哺乳时较为明显，一般 3 ～ 4 日后即可自行消失，个别严重者则需要治疗。

产后腹痛的发生，主要是血虚胞脉失养，气弱不行，或血瘀，胞脉受阻，导致气血运行不畅，而发为腹痛。

🐾 临床表现

（1）分娩之后小腹疼痛，多为阵发性。

（2）喜温喜按或喜温拒按，伴见面色苍白，恶露不下，或量少色淡，头晕眼花，心慌，气短等症。

🐾 按摩治病小窍诀

（1）摩腹：患者仰卧位，术者站于其身侧，用掌摩法顺时针摩腹 5 分钟，力度需作用到胃肠。施术时术者手掌面附着于患者腹部，作环形而有节奏的抚摩，按如下反复顺序进行：右下腹→右上腹→左上腹→左下腹→右下腹。注意上肢及腕掌要放松，以前臂带动腕及着力部位作环旋揉动，动作要和缓协调，用力宜轻不宜重，速度宜缓不宜急。（图 2-26）

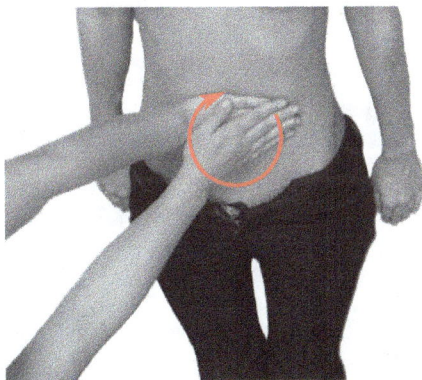

➤◈ 图 2-26 摩腹 ◈➤

（2）点揉气海、关元、子宫：患者仰卧位，术者站于其身侧，以拇指点揉气海、关元和子宫穴，力度以得气为度，时间各持续约 1 分钟。施术时拇指指端置于穴位上，垂直用力向下持续按压人体穴位，同时加上拇指指端带动深层组织的轻柔缓和的环旋活动。注意拇指指端要吸定于治疗部位，施加的压力均匀，揉动幅度适中。（图 2-27，图 2-28，图 2-29）

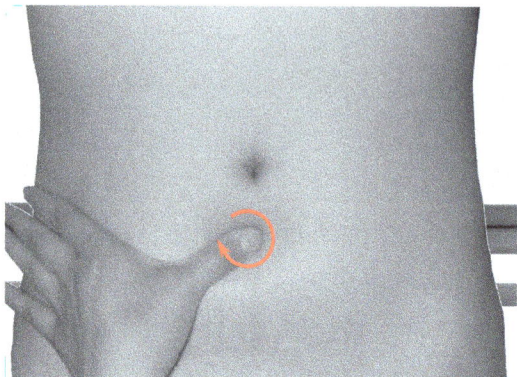

图 2-27　点揉气海

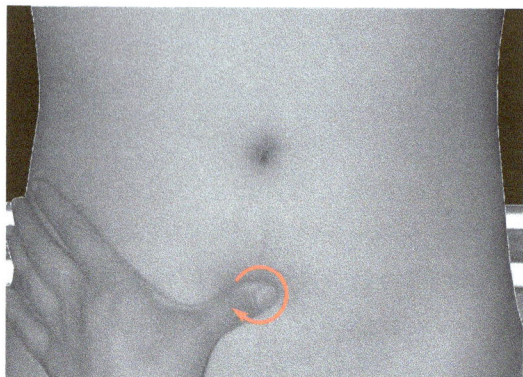

图 2-28　点揉关元

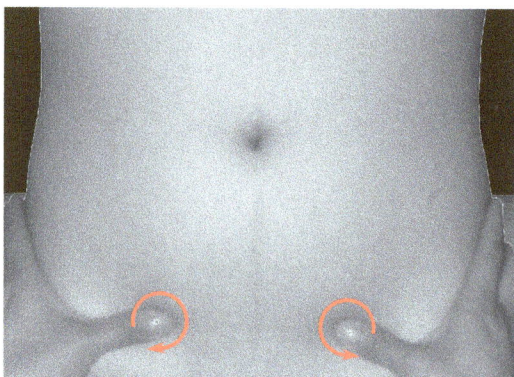

图 2-29　点揉子宫

（3）横擦腰骶：患者俯卧位，术者站于其身侧，横擦患者腰骶部肾俞、命门处，反复操作约半分钟。施术时以手的尺侧置于患者腰骶部，做横向直线往返擦动，以局部皮肤微红温热为度。本法浮而不沉，作用于肌肤，滑而不滞，速度要均匀，着力持续连贯。操作时沉肩，屈肘，悬腕，将力集中于施术之手掌尺侧。（图 2-30，图 2-31）

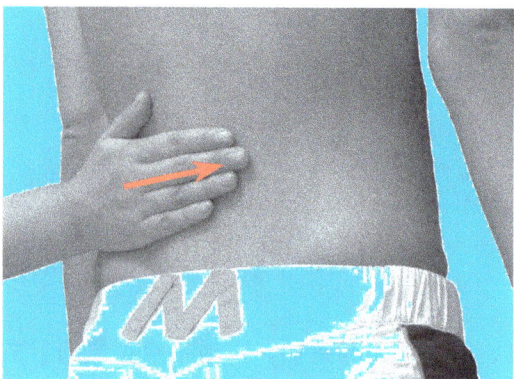

图 2-30　横擦腰骶 1

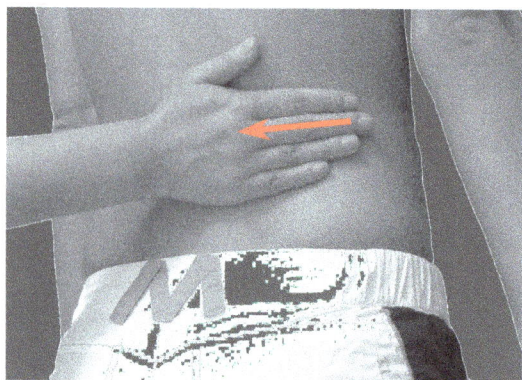

图 2-31　横擦腰骶 2

（4）掐合谷：患者正坐或仰卧位，术者站于其身侧，用拇指掐法在合谷穴操作，以得气为度，时间持续约半分钟。施术时以单手拇指端甲缘，将力贯注于着力的指端，重按而掐之，施用掐法时着力或持续，或一上一下掐点之。但需注意不可刺破皮肤。（图 2-32）

（5）点按血海：患者仰卧位，术者站于其身侧，以拇指点按血海穴1分钟，力度以患者能耐受为度。施术时以拇指指端着力，向下持续按压人体的穴位，同时配合瞬间加大力度按压人体的穴位，即为点按。点按时手指应用力保持一定姿势，避免出现手指过伸或过屈，造成损伤。（图2-33）

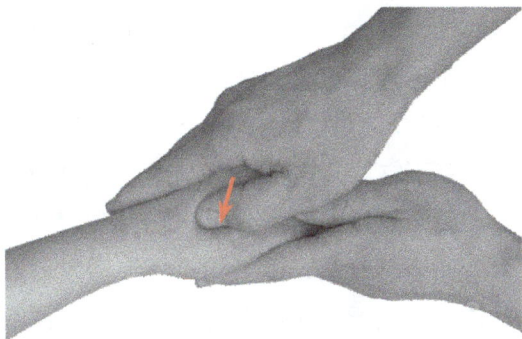

◆◁ 图2-32 掐合谷 ▷◆

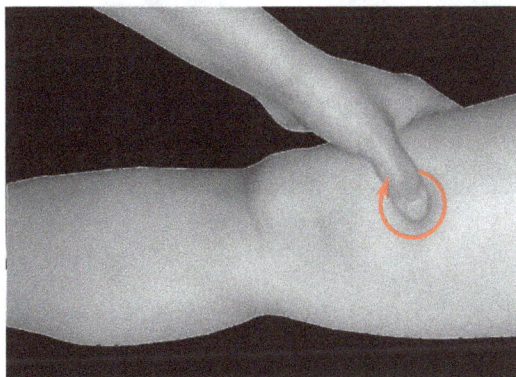

◆◁ 图2-33 点按血海 ▷◆

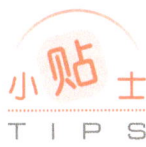

小贴士 TIPS

（1）保证休息，注意产后保健卫生。
（2）注意保暖，避免受凉。

产后大便难

产后饮食如常，数日不排大便，或大便干燥秘结，以致排便时疼痛难以解出，此为产后便秘。现代医学认为，产后便秘是由于产妇卧床较多，缺少运动，腹肌及盆底肌肉松弛，肠蠕动减弱所致。多因津液亏耗，肠道失润；或元气不足，输送无力；或阴虚火盛，肠道失调而发为本病。

临床表现

（1）产后饮食如故，数日不解大便，或大便燥结难下。
（2）伴见面色萎黄，头晕心悸，腹无胀痛或临厕汗出气短，虚坐努责，身疲体倦。

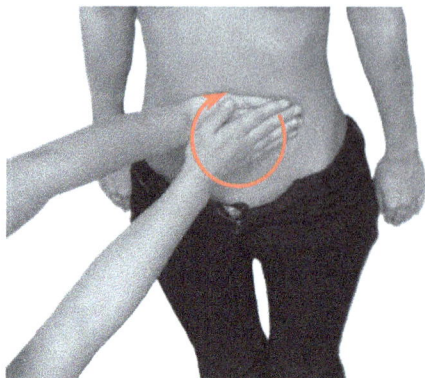

➤◆◁ 图 2-34 摩腹 ▷◆◀

🐦 按摩治病小窍诀

(1) 摩腹：患者取仰卧位，术者站于其身侧，用掌摩法顺时针、逆时针交替摩腹 5 分钟，力度需作用到胃肠。施术时术者手掌面附着于患者腹部，作环形而有节奏的抚摩，称摩腹。注意上肢及腕掌要放松，轻放于治疗部位上，要以前臂带动腕及着力部位作环旋揉动，动作要和缓协调，用力宜轻不宜重，速度宜缓不宜急。(图 2-34)

(2) 点揉大横、天枢：患者取仰卧位，术者站于其身侧，以拇指点揉大横穴、天枢穴，力度以得气为度，时间各持续约 1 分钟。施术时用拇指指端着力于治疗部位，用力向下持续按压人体的穴位，同时配合拇指带动深层组织的轻柔缓和的环旋活动。注意施术时拇指指端要吸定于穴位，压力要均匀，揉动幅度要适中。(图 2-35，图 2-36)

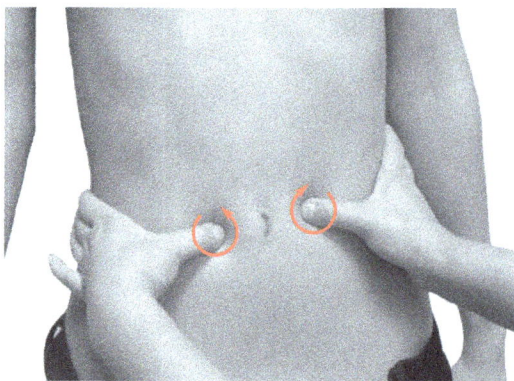

➤◆◁ 图 2-35 点揉天枢 ▷◆◀

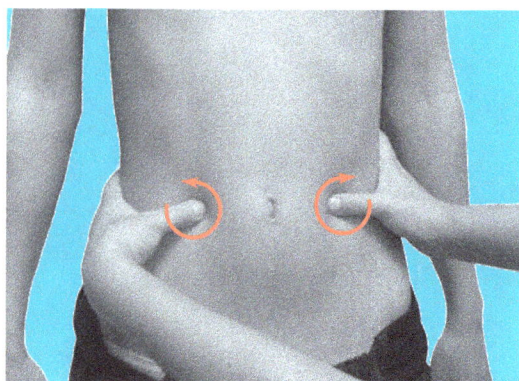

➤◆◁ 图 2-36 点揉大横 ▷◆◀

(3) 横擦腰骶：患者俯卧位，术者站于其身侧，横擦患者腰骶部肾俞、命门处，反复操作约 1 分钟。施术时以手的尺侧置于患者腰骶部，做横向直线往返擦动，以局部皮肤微红温热为度。本法浮而不沉，作用于肌肤，滑而不滞，比摩法速度快，着力持续连贯，速度均匀而和缓。操作时沉肩，屈肘，悬腕，将力集中于施术之手掌尺侧。(图 2-37，图 2-38)

(4) 点揉支沟：患者仰卧位，术者站或坐于其头前方，以拇指点揉支沟穴 1 分钟，力度以得气为度。施术时用拇指指端着力于治疗部位，用力向下持续按压人体的穴位，同时配合拇指带动深层组织的轻柔缓和的环旋活动。注意施术时拇指指端要吸定于穴位，压力要均匀，揉动幅度要适中。(图 2-39)

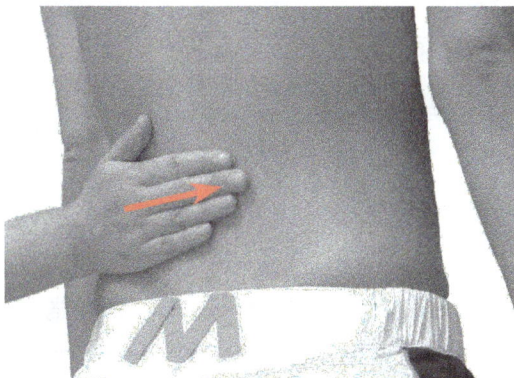

→◂◃ 图 2-37 横擦腰骶 1 ▸▸◂—

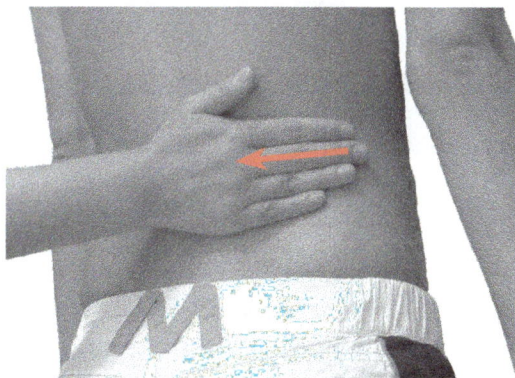

—◂◃ 图 2-38 横擦腰骶 2 ▸▸◂—

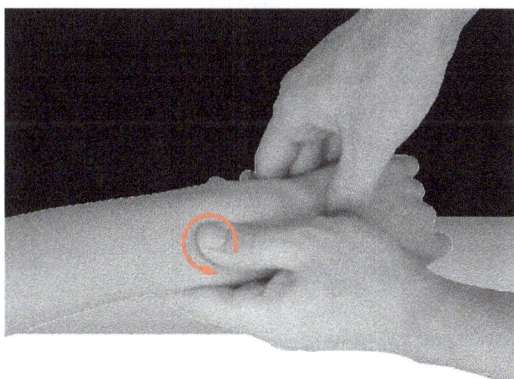

—◂◃ 图 2-39 点揉支沟 ▸▸◂—

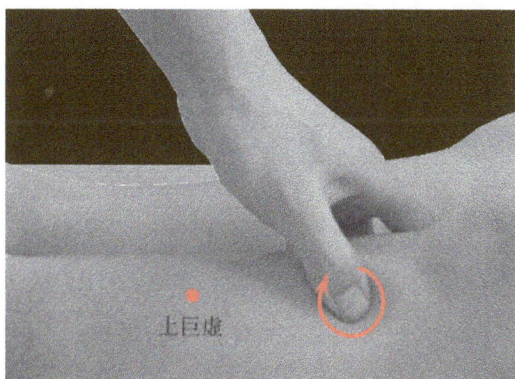

上巨虚

—◂◃ 图 2-40 按揉足三里、上巨虚 ▸▸◂—

（5）按揉足三里、上巨虚：患者仰卧位，术者站于其身侧，用拇指按揉患者的足三里穴和上巨虚穴各约 1 分钟，力度以患者能耐受为度。施术时将拇指指端置于穴位处，其余四指置于其对侧或相应的部位以助力，拇指主动施力，在对穴位按压的同时，带动其皮下组织有节律的环旋揉动。（图 2-40）

小贴士
TIPS

（1）多吃蔬菜、水果等含纤维和水分的食品，多吃能够促进肠蠕动的食品，多吃含脂肪酸和富含有机酸的食品，忌辛辣刺激食物。

（2）要适度活动，增强腹肌力量，促进肠蠕动。一般自然分娩后 6 ～ 8 小时产妇就坐起，进行一些翻身活动，采取多种睡姿或坐姿，也可自己轻轻按摩下腹部；第 2 日下地，在室内来回走动，以不疲劳为宜，但避免长时间下蹲、站立。

产后尿潴留

产后尿潴留是指妇女产后 8 小时尚不能正常排尿而使膀胱内潴留大量尿液的病证，是产后常见的并发症之一。临床表现为产后膀胱区有阵发性收缩性疼痛和高度尿意，但不能排尿。下腹中部隆起，膀胱充胀。现代医学认为，主要原因是由于第二产程滞产。胎儿产出时压迫膀胱及盆底的时间过长，产生暂时性神经支配障碍，以及会阴切口的疼痛反射、膀胱尿道口水肿等因素。

本病在中医学中属于"癃闭"范畴。病因病机为素体气虚，复因产时耗气伤血，肾气大亏，气虚则膀胱气化无权而使小便不利，或临产时接生不慎，或难产手术后，损伤膀胱，而小便不畅。主要是由于气虚、肾虚、产伤所致。

临床表现

(1) 有难产、产程延长、手术助产史。

(2) 产后 8 小时后小便不行，或点滴而下，小腹胀急，疼痛。

(3) 小腹部可扪及胀大的膀胱，行导尿术可有小便排出。

按摩治病小窍诀

(1) 调补神阙：患者仰卧位，术者立于其身侧，术者将手掌放置于患者脐上，作逆时针方向和顺时针方向的交替揉动，而逆多顺少为调补，持续操作约 5 分钟。注意施术时速度和缓，力度柔和，不宜过猛。(图 2-41，图 2-42)

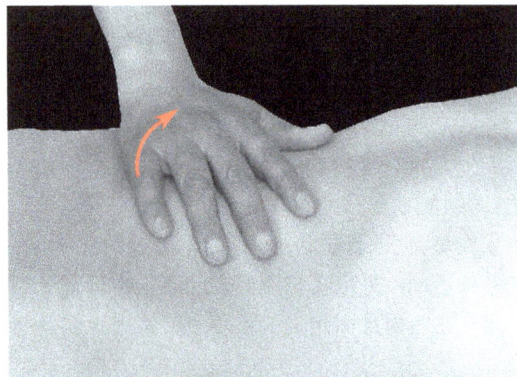

图 2-41 调补神阙 1

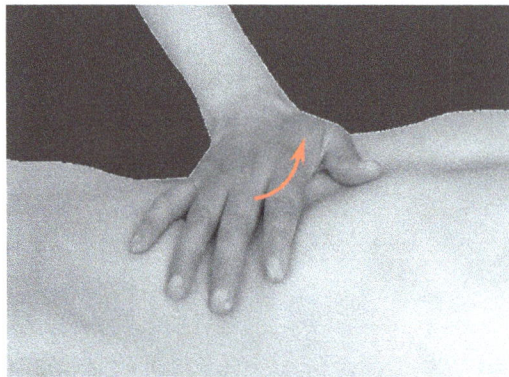

图 2-42 调补神阙 2

（2）横摩下腹：患者仰卧位，使者立于其身侧，以一手手掌置于患者下腹部髂骨内侧缘处，横向摩动至身体对侧髂骨内侧缘处，反复摩动 5 ~ 7 分钟，以患者有热感舒适为宜。注意施术时力度轻而不浮，重而不滞，要直线摩动。（图 2-43，图 2-44）

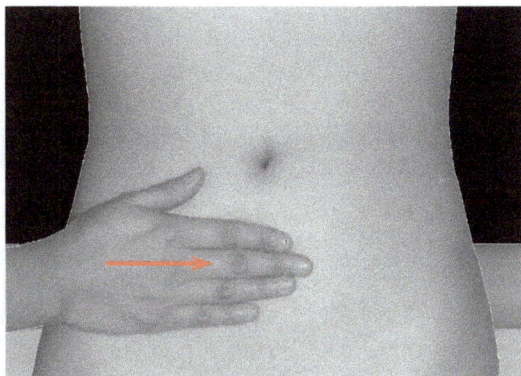

———◄• 图 2-43 横摩下腹 1 •►———

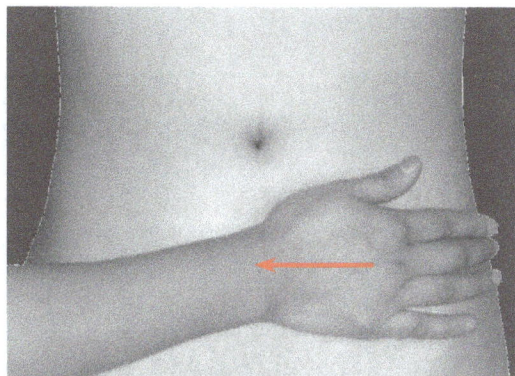

———◄• 图 2-44 横摩下腹 2 •►———

（3）点揉气海、关元、中极：患者仰卧位，术者站于其身侧，以拇指点揉气海、关元和中极穴，力度以得气为度，时间各持续约 1 分钟。施术时拇指指端置于穴位上，垂直用力向下持续按压人体穴位，同时加上拇指指端带动深层组织的轻柔缓和的环旋活动。注意拇指指端要吸定于治疗部位，施加的压力均匀，揉动幅度适中。（图 2-45，图 2-46，图 2-47）

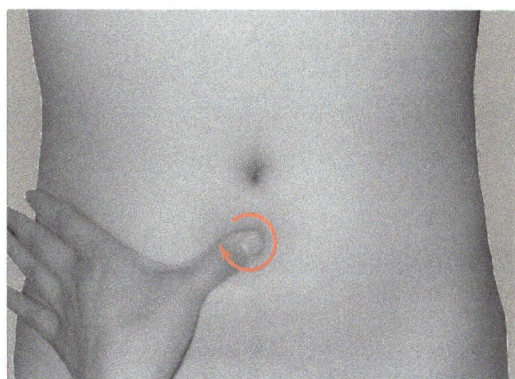

———◄• 图 2-45 点揉气海 •►———

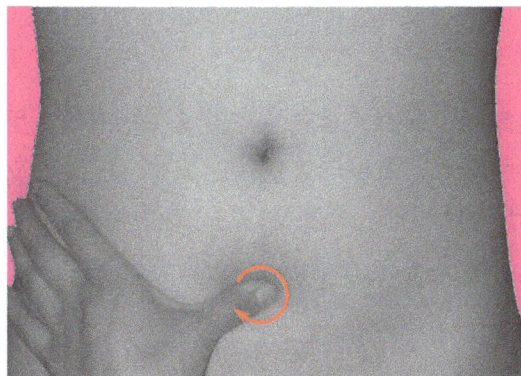

———◄• 图 2-46 点揉关元 •►———

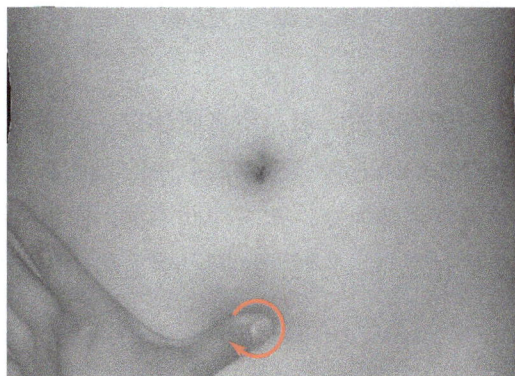

———◄• 图 2-47 点揉中极 •►———

（4）按揉脾俞、肾俞：患者仰卧位，术者站于其身侧，用拇指按揉脾俞穴、肾俞穴，各持续约1分钟。施术时用拇指罗纹面着力于穴位上，其余四指置于其对侧或相应的部位以助力，在拇指指面用力向下按压的同时，以上肢带动拇指做环旋揉动，注意拇指要吸定于治疗部位，揉动要带动深层组织，幅度要适中。（图2-48，图2-49）

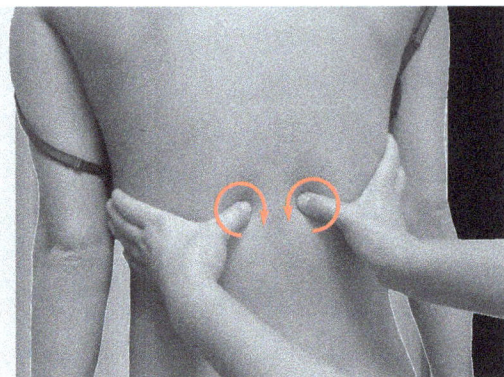

图 2-48　按揉脾俞

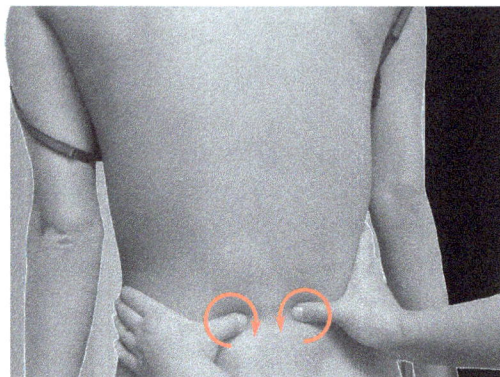

图 2-49　按揉肾俞

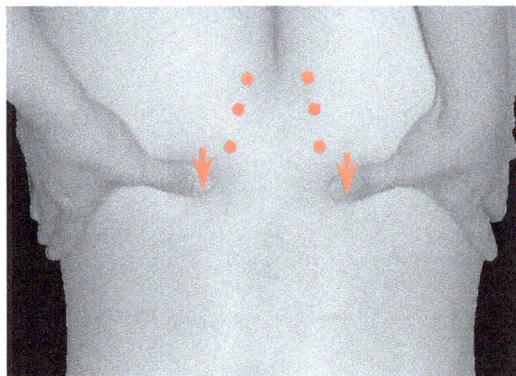

图 2-50　点按八髎

（5）点按八髎：患者俯卧位，术者站于其身侧，以双手拇指点按八髎穴各1分钟，力度以得气为度。施术时以拇指指端着力，持续按压人体的穴位，点的同时配合瞬间加大力度按压人体的穴位。点按时手指应保持一定姿势，避免出现手指过伸或过屈，造成损伤。（图2-50）

（6）横擦腰骶：患者俯卧位，术者站于其身侧，横擦患者腰骶部肾虚、命门处，反复操作约半分钟。施术时以手的尺侧置于患者腰骶部，做横向直线往返擦动，以局部皮肤微红温热为度。本法浮而不沉，作用于肌肤，滑而不滞，速度要均匀，着力持续连贯。操作时沉肩，屈肘，悬腕，将力集中于施术之手掌尺侧。（图2-51，图2-52）

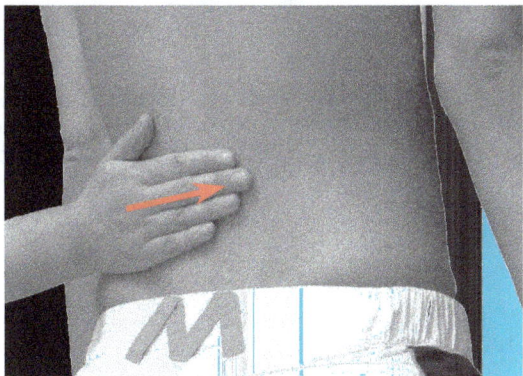

图 2-51　横擦腰骶 1

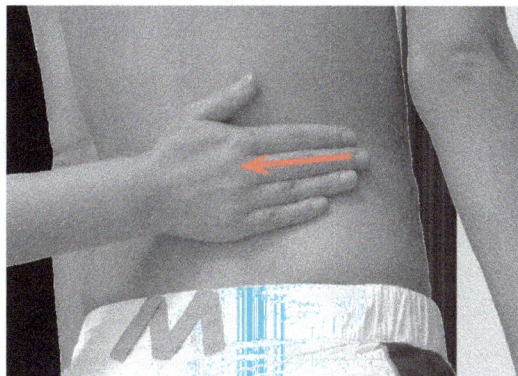

图 2-52　横擦腰骶 2

（7）点揉阴陵泉、三阴交：患者仰卧位，术者站于其身侧，用拇指点揉患者的阴陵泉和三阴交穴，力度以患者能耐受为度，时间各 1 分钟。施术时用拇指指端先用力持续按压人体的穴位，同时配合拇指带动深层组织的轻柔缓和的环旋揉动，即为点揉。注意拇指指端要吸定于治疗部位，压力要均匀，揉动幅度要适中。（图 2-53）

妇女产后应注意腹部保暖；注意饮食，增加营养，不吃生冷油腻之品；多晒太阳，增强体质。

小贴士 TIPS

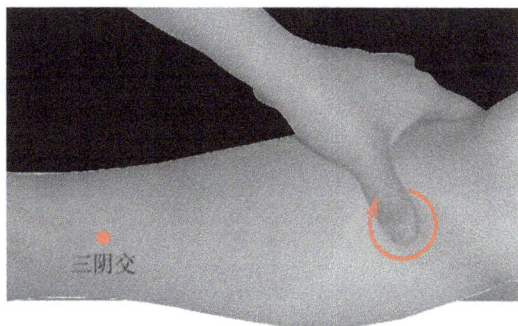

三阴交

图 2-53　点揉阴陵泉、三阴交

产后尿失禁

产后尿失禁是产后的一种常见病，表现为产后不能如意约束小便而自遗，常伴小便过频，甚至于白昼达数十次。多因难产时分娩时间过长，胎儿先露部位对盆底韧带及肌肉的过度扩张，胎儿压迫膀胱过久，致使膀胱被压迫成瘘。手术产如产钳、臀位牵引损伤所致。如体力不佳，产后咳嗽及一切增加腹压的因素可影响盆底组织复旧，而发生张力性尿失禁。中医学称"产后小便频数"、"遗溺"。

产后尿失禁的主要病机是膀胱气化失司，水道不利。与肺、肾有密切关系。因肾司二便，与膀胱为表里；肺主一身之气，通调水道，下输膀胱。产时劳伤气血，脾肺气虚，不能制约水道；或多产早婚，房劳伤肾，肾气不固，膀胱失约所致；产程过长或处理不当，损伤膀胱而发生产后尿失禁。

🐾 临床表现

（1）小便频数或失禁发生在产后 1 周左右，初起多有排尿疼痛，尿时淋沥不断、尿中夹有血丝，继则小便自遗。

（2）伴有畏寒，少气懒言，四肢无力，面色无华，腰膝酸软，小腹重坠等表现。

🐾 按摩治病小窍诀

（1）摩腹：患者取仰卧位，术者站于其身侧，用掌摩法顺时针摩腹 5 分钟，力度需作用到胃肠。施术时术者手掌面附着于患者腹部，作环形而有节奏的抚摩，按如下反复顺序进行：右下腹→右上腹→左上腹→左下腹→右下腹。注意上肢及腕掌要放松，以前臂带动腕及着力部位作环旋揉动，动作要和缓协调，用力宜轻不宜重，速度宜缓不宜急。（图 2-54）

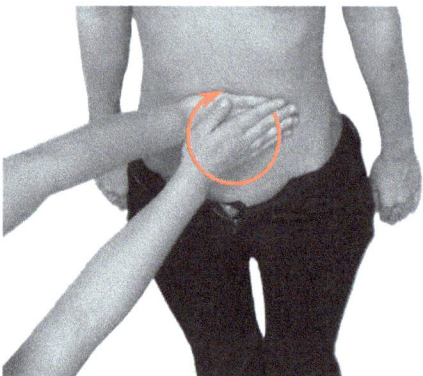

→ ◆ 图 2-54　摩腹 ◆ ←

（2）点揉气海、关元、中极：患者仰卧位，术者站于其身侧，以拇指点揉气海、关元、中极穴，力度以得气为度，时间各持续约 1 分钟。施术时拇指指端置于穴位上，垂直用力向下持续按压人体穴位，同时加上拇指指端带动深层组织的轻柔缓和的环旋活动。注意拇指指端要吸定于治疗部位，施加的压力均匀，揉动幅度适中。（图 2-55，图 2-56，图 2-57）

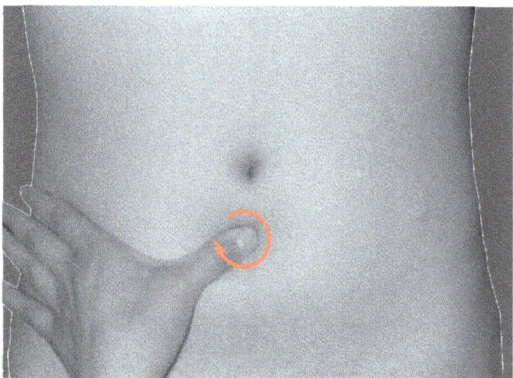

→ ◆ 图 2-55　点揉气海 ◆ ←

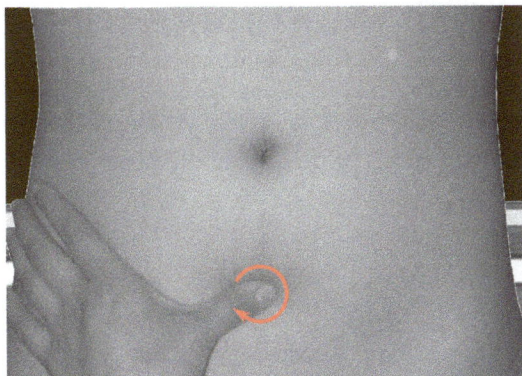

◀◆ 图 2-56 点揉关元 ▷▶

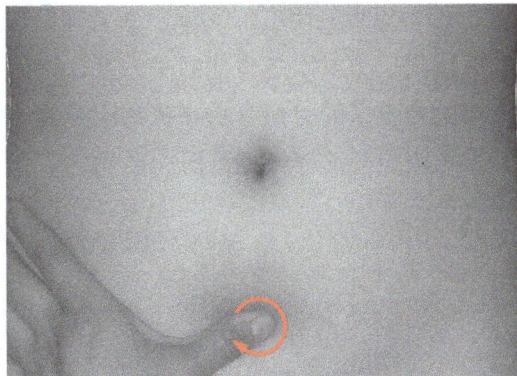

◀◆ 图 2-57 点揉中极 ▷▶

（3）按揉肾俞：患者仰卧位，术者站
于其身侧，用双手拇指按揉肾俞穴，持续
约 1 分钟。施术时用拇指指端着力于穴位
上，其余四指置于其对侧或相应的部位以
助力，在拇指指面用力向下按压的同时，
以上肢带动拇指做环旋揉动，注意拇指要
吸定于治疗部位，揉动时带动深层组织，
幅度要适中。（图 2-58）

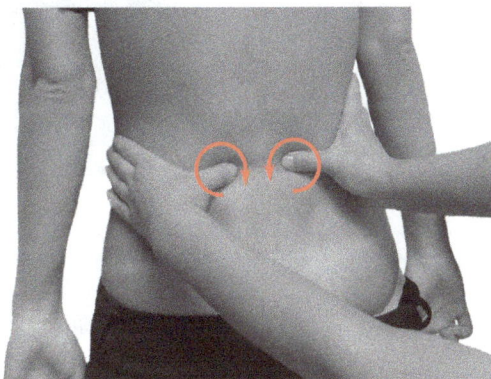

◀◆ 图 2-58 按揉肾俞 ▷▶

（4）横搓八髎：患者俯卧位，术者站于其身侧，一单手手掌在腰骶部八髎穴处往返
搓动。施术时施术时以手的手掌平置于患者腰骶部，做横向直线往返搓动，以局部皮肤
微红温热为度。注意搓动时速度要均匀,力度宜轻,以患者感舒适为宜。（图 2-59,图 2-60）

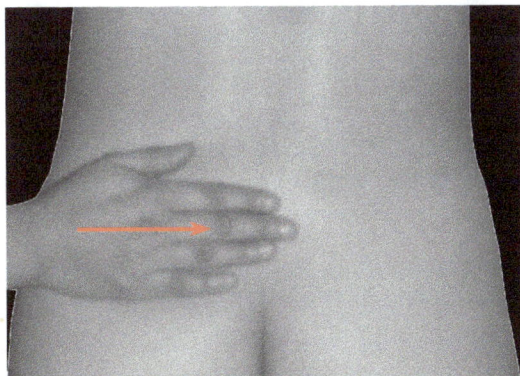

◀◆ 图 2-59 横搓八髎1 ▷▶

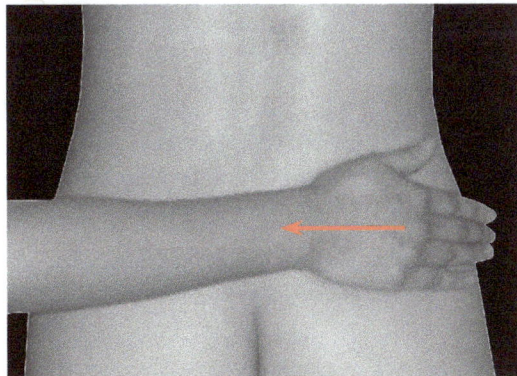

◀◆ 图 2-60 横搓八髎2 ▷▶

（5）点揉三阴交、太溪：患者仰卧位，术者站于其身侧，用拇指点揉患者的三阴交和太溪穴，力度以患者能耐受为度，时间各 1 分钟。施术时用拇指指端先用力持续按压人体的穴位，同时配合拇指带动深层组织的轻柔缓和的环旋揉动，即为点揉。注意拇指指端要吸定于治疗部位，压力要均匀，揉动幅度要适中。（图 2-61）

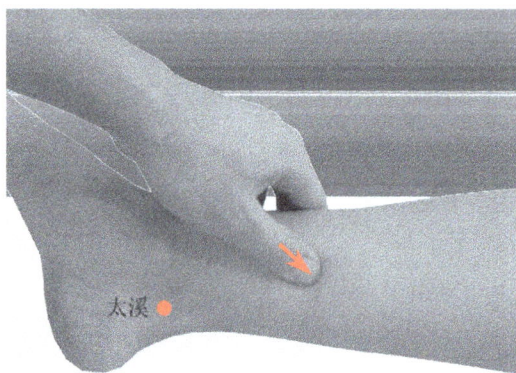

图 2-61　点揉三阴交、太溪

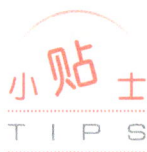

（1）调畅情志，减少心理负担。
（2）定期做骨盆底肌肉练习。
（3）使用卫生巾防止崩尿带来的不适，尽量勤小便。
（4）可配合针灸治疗以提高疗效。

小贴士
TIPS

第三章

其他妇科病

白 带 异 常

白带是妇女阴道经常分泌的少量黏液状物质，犹如白色透明的鸡蛋清样，既无味，又无刺激性。如果平时白带无原因地增多，或伴有颜色、质地、气味的改变，并伴有一些症状，为白带异常，又称为"带下病"，是妇科领域中仅次于月经病的常见病。现代医学认为，本病多由女性生殖器官疾病引起，如阴道炎、宫颈炎、盆腔炎、子宫内膜炎等。

引起带下异常的主要原因是，湿邪侵犯任、带二脉，导致任脉不固，带脉失约。其病因病机是饮食劳倦，损伤脾阳，湿浊内生所致。

临床表现

(1) 白带增多。

(2) 有色、质、味的变化。

按摩治病小窍诀

(1) 横摩下腹：患者仰卧位，使者立于其身侧，以一手手掌置于患者下腹部髂骨内侧缘处，横向摩动至身体对侧髂骨内侧缘处，反复摩动 5 ~ 7 分钟，以患者有热感舒适为宜。注意施术时力度轻而不浮，重而不滞，要直线摩动。(图 3-1，图 3-2)

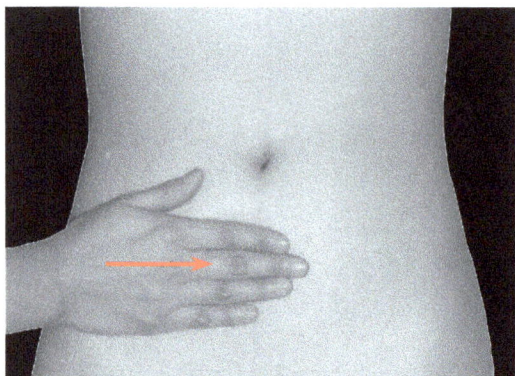

图 3-1 横摩下腹 1

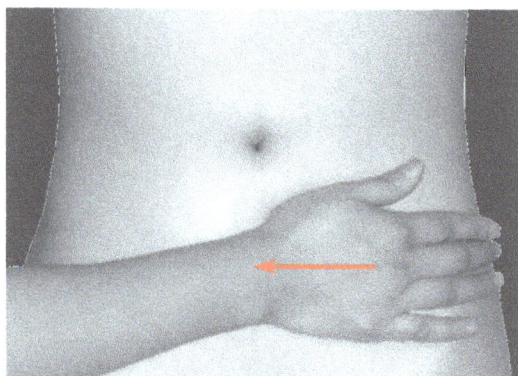

图 3-2 横摩下腹 2

（2）点揉气海、关元、中极：患者仰
卧位，术者站于其身侧，以拇指点揉气海、
关元、中极穴，力度以得气为度，时间各
持续约1分钟。施术时拇指指端置于穴位
上，垂直用力向下持续按压人体穴位，同
时加上拇指指端带动深层组织的轻柔缓和
的环旋活动。注意拇指指端要吸定于治疗
部位，施加的压力均匀，揉动幅度适中。（图
3-3，图3-4，图3-5）

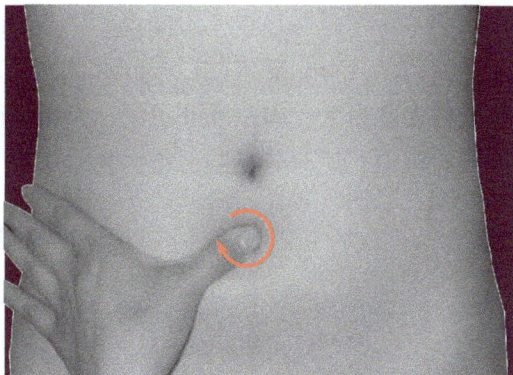

◀ 图 3-3 点揉气海 ▶

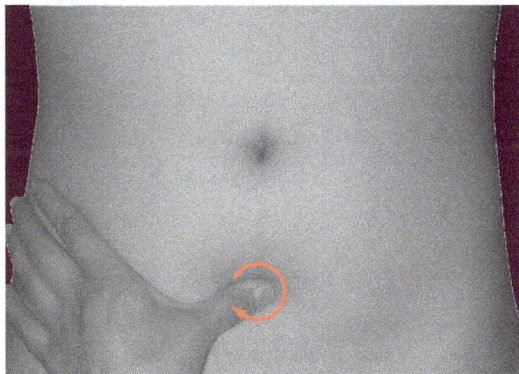

◀ 图 3-4 点揉关元 ▶

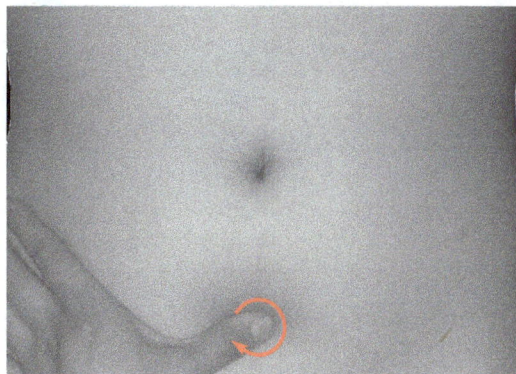

◀ 图 3-5 点揉中极 ▶

（3）按揉脾俞、肾俞：患者仰卧位，术者站于其身侧，用拇指按揉脾俞穴、肾俞穴，
各持续约1分钟。施术时用拇指罗纹面着力于穴位上，其余四指置于其对侧或相应的部
位以助力，在拇指指面用力向下按压的同时，以上肢带动拇指做环旋揉动，注意拇指要
吸定于治疗部位，揉动要带动深层组织，幅度要适中。（图3-6，图3-7）

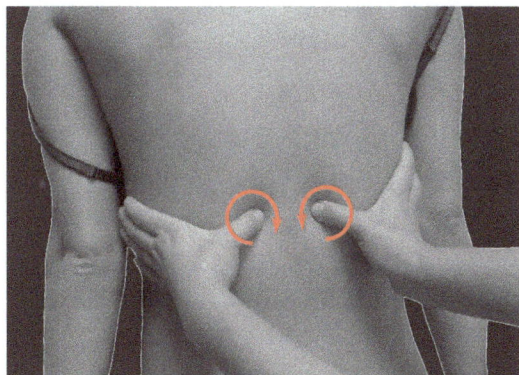

◀ 图 3-6 按揉脾俞 ▶

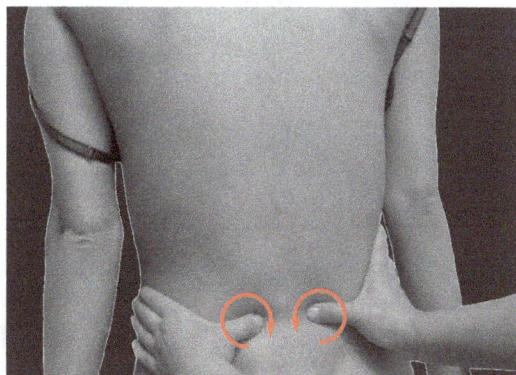

◀ 图 3-7 按揉肾俞 ▶

（4）横擦腰骶：患者俯卧位，术者站于其身侧，横擦患者腰骶部肾虚、命门处，反复操作约半分钟。施术时以手的尺侧置于患者腰骶部，做横向直线往返擦动，以局部皮肤微红温热为度。本法浮而不沉，作用于肌肤，滑而不滞，速度要均匀，着力持续连贯。操作时沉肩，屈肘，悬腕，将力集中于施术之手掌尺侧。（图3-8，图3-9）

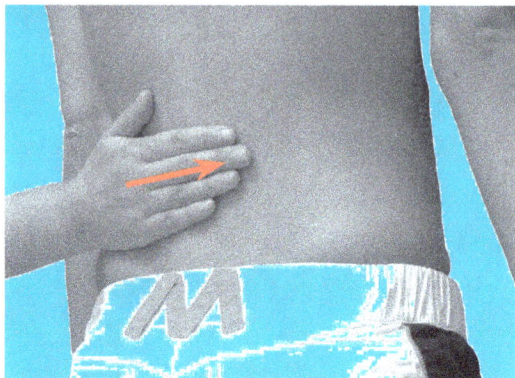

图3-8 横擦腰骶1

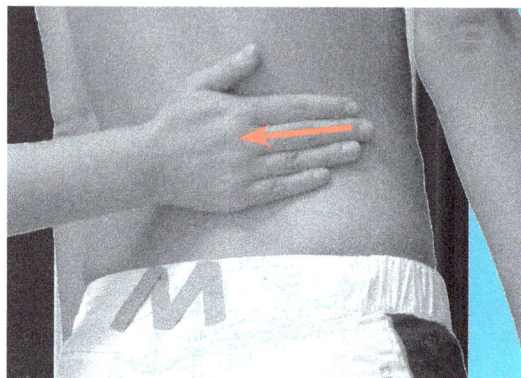

图3-9 横擦腰骶2

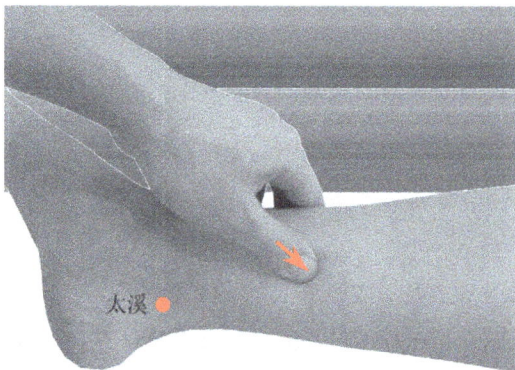

图3-10 点按三阴交、太溪

（5）点按三阴交、太溪：患者正坐或仰卧位，术者站于其身侧，以拇指用力点按三阴交穴和太溪穴各1分钟，力度以患者能耐受为度。施术时以拇指指端着力，持续按压人体的穴位，在点穴时配合瞬间加大力度点按人体的穴位，即为点按。点按时手指应用力保持一定姿势，避免出现手指过伸或过屈，造成损伤。（图3-10）

小贴士 TIPS

（1）节制性生活，注意个人卫生。内衣勤洗勤换，多淋浴少盆浴、厕所改为蹲式，防止病菌感染。

（2）饮食上忌生冷油腻，按虚实证候选用适宜的食物，忌食辛辣刺激食物。

（3）平日应积极参与体育锻炼，增强体质；经期应注意下腹部保暖，防止风寒入侵。

（4）若带下赤、黄，应及时做妇科检查。

妊 娠 呕 吐

妊娠呕吐是妊娠早期征象之一，多发生在怀孕 2 ～ 3 个月期间，轻者即妊娠反应，出现食欲减退、择食、清晨恶心及轻度呕吐等现象，一般在 3 ～ 4 周后即自行消失，对生活和工作影响不大，不需特殊治疗。少数妇女反应严重，呈持续性呕吐，甚至不能进食、进水、伴有上腹胀闷不适，头晕乏力或喜食酸咸之物等，这时称妊娠呕吐。

脾胃虚弱，肝胆气郁，冲脉气盛而致胃气失于和降，冲气挟胃气上逆，而致恶心呕吐。

临床表现

（1）怀孕 6 ～ 12 周内出现食欲不振、择食、恶心呕吐、疲乏无力、头晕等症状，在清晨空腹时较重。

（2）重者不能进食、进水，不食亦吐，甚至呕吐胃液、胆汁或呕血，以致发生营养不良或严重酸中毒。

按摩治病小窍诀

（1）点揉中脘：患者仰卧位，术者站于其身侧，以拇指点揉中脘，力度以得气为度，时间持续约 1 分钟。施术时拇指指端置于穴位上，垂直用力向下持续按压人体穴位，同时加上拇指指端带动深层组织的轻柔缓和的环旋活动。注意拇指指端要吸定于治疗部位，施加的压力均匀，揉动幅度适中。（图 3-11）

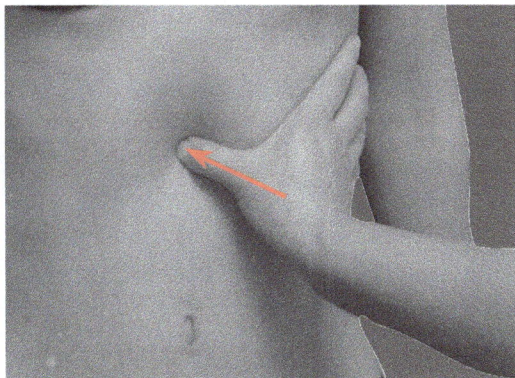

——◆ 图 3-11 点揉中脘 ◆——

（2）捏脊：患者俯卧位，术者站于其身侧，反复捏脊 6 ～ 8 遍，力度以患者能耐受为度。施术时两手略尺偏，两手示指中节桡侧横抵于皮肤，拇指置于示指前方的皮肤处，于骶尾部长强处用两手指共同捏拿肌肤，循脊椎或脊椎旁两侧徐徐捻动上移,边捏边拿,边提边放,连续灵活,直至大椎。（图 3-12）

（3）掐内关：患者仰卧位，术者站于其身侧，用指掐法在内关穴操作，力度以患者能耐受为度，时间持续约半分钟。施术时以单手拇指端甲缘，将力贯注于着力的指端，重按而掐之，施用掐法时着力或持续，或一上一下掐点之。但需注意不可刺破皮肤。（图 3-13）

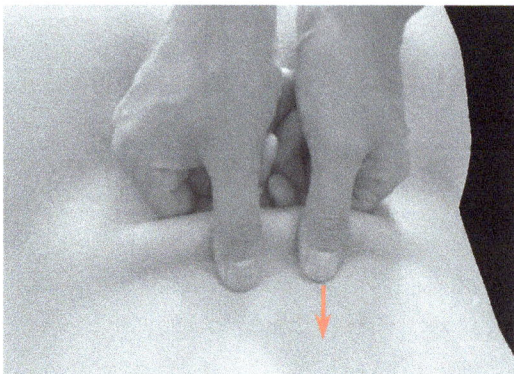

图 3-12 捏脊

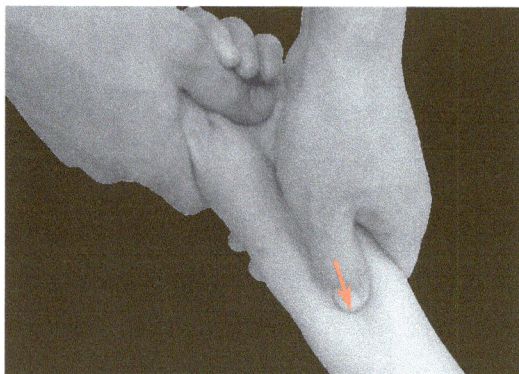

图 3-13 掐内关

（4）点揉足三里：患者仰卧位，术者站于其身侧，以拇指点揉足三里穴，力度以有酸胀得气感为度，时间各 1 分钟。施术时用拇指指端着力于治疗部位，用力向下持续点压人体的穴位，同时配合拇指带动深层组织的轻柔缓和的环旋活动。注意拇指指端要吸定于穴位，施加的压力要均匀，以上肢带动拇指点揉，揉动幅度要适中。（图 3-14）

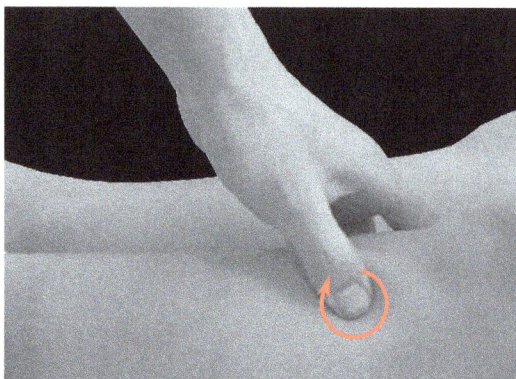

图 3-14 点揉足三里

（1）孕妇应尽量保持心情轻松愉快，避免紧张、焦虑等不良情绪。
（2）适度活动并搭配合理膳食，饮食以富含营养、易于消化为原则，对饮食气味反应比较强烈的孕妇可以采取少食多餐的方式。
（3）手法不宜过重，以免损伤胎气。
（4）如发生脱水和酸中毒，应及时送医院救治。

小贴士
T I P S

慢性盆腔炎

盆腔炎是指女性内生殖器（包括子宫、输卵管、卵巢）及其周围的结缔组织和盆腔腹膜的炎症。按其发病过程、临床表现可分为急性盆腔炎与慢性盆腔炎。急性盆腔炎多因人工流产、分娩、妇科手术、月经期不卫生等感染所致。少数可由邻近器官炎症的直接蔓延，或其他部位的感染病灶，经血液循环传播而致；慢性盆腔炎则大多由于急性盆腔炎治疗不彻底迁延而致。

其病因病机为情志不畅，劳倦内伤及外感邪毒而致气滞血瘀，湿热壅积。

临床表现

（1）全身症状多不明显，有时可有低热，易感疲劳。病程时间较长，部分患者可有神经衰弱症状。

（2）下腹部坠胀、疼痛及腰骶部酸痛，常在劳累、性交、月经前后加剧。

（3）由于盆腔瘀血，患者可有月经增多，卵巢功能损害可有月经失调，输卵管粘连阻塞时可致不孕。

按摩治病小窍诀

（1）摩腹：患者仰卧位，术者站于其身侧，用掌摩法顺时针摩腹5分钟，力度需作用到胃肠。施术时术者手掌面附着于患者腹部，作环形而有节奏的抚摩，称摩腹，按如下反复顺序进行：右下腹→右上腹→左上腹→左下腹→右下腹。注意上肢及腕掌要放松，轻放于治疗部位上，要以前臂带动腕及着力部位作环旋揉动，动作要和缓协调，用力宜轻不宜重，速度宜缓不宜急。（图3-15）

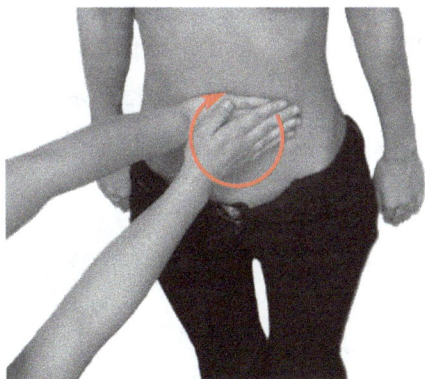

图3-15 摩腹

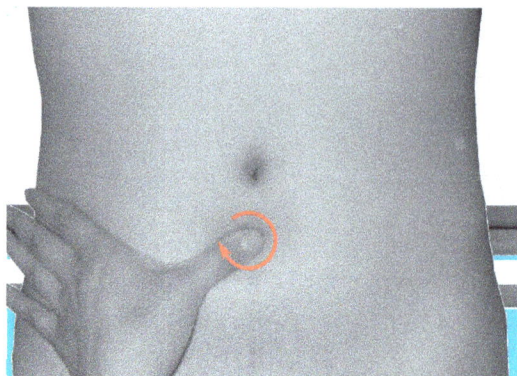

图 3-16　点揉气海

（2）点揉气海、关元、子宫：患者仰卧位，术者站于其身侧，以拇指点揉气海穴、关元穴和子宫穴，力度以得气为度，时间各持续约 1 分钟。施术时拇指指端置于穴位上，垂直用力向下持续按压人体穴位，同时加上拇指指端带动深层组织的轻柔缓和的环旋活动。注意拇指指端要吸定于治疗部位，施加的压力均匀，揉动幅度适中。（图 3-16，图 3-17，图 3-18）

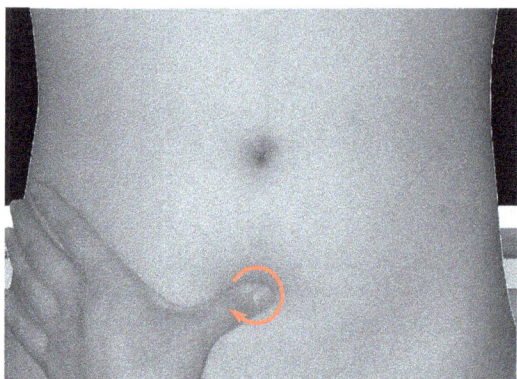

图 3-17　点揉关元

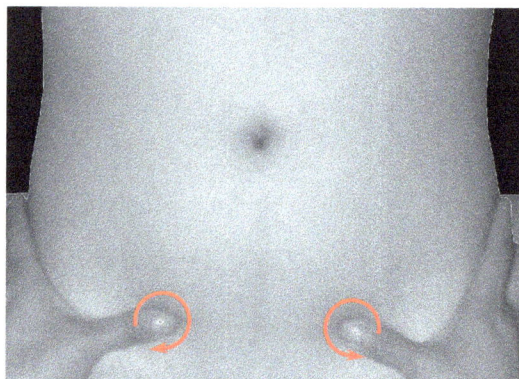

图 3-18　点揉子宫

（3）点按八髎：患者俯卧位，术者站于其身侧，以双手拇指点按八髎穴各一分钟，力度以得气为度。施术时以拇指指端着力，持续按压人体的穴位，点的同时配合瞬间加大力度按压人体的穴位。点按时手指应保持一定姿势，避免出现手指过伸或过屈，造成损伤。（图 3-19）

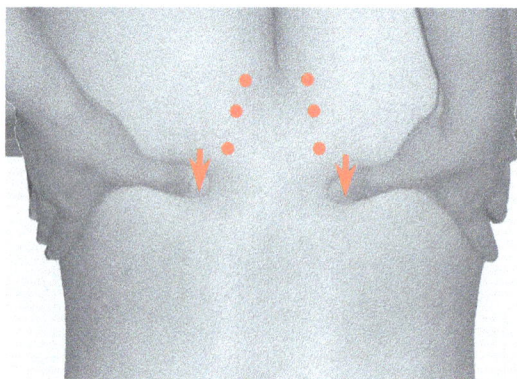

图 3-19　点按八髎

（4）掌揉腰骶：患者俯卧位，术者站于其身侧，双掌重叠，垂直向下按揉患者腰骶部约 3 分钟，边揉动边缓慢移动，均匀按揉整个腰骶部，力度需到达肌肉层。注意揉动时速度要和缓，力度需均匀。（图 3-20）

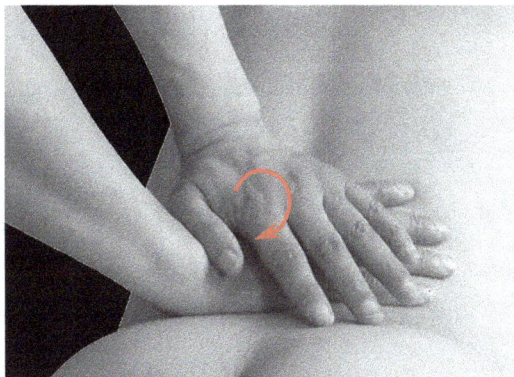

图 3-20 掌揉腰骶

小贴士 TIPS

（1）节制性生活，注意个人卫生，避免受凉。杜绝各种感染途径，保持会阴部清洁、干燥，每晚用清水清洗外阴，做到专人专盆，切不可用手掏洗阴道内，也不可用热水、肥皂等洗外阴。盆腔炎时白带量多，质黏稠，所以要勤换内裤，不穿紧身、化纤质地内裤。

（2）注意饮食调护，要加强营养。

（3）做好避孕工作，尽量减少人工流产术的创伤。

（4）患有慢性盆腔炎，稍感不适，就自服抗生素，长期服用会出现阴道内菌群紊乱，而引起阴道分泌物增多，呈白色豆渣样白带，此时，应即到医院就诊，排除霉菌性阴道炎。

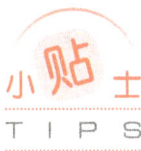

不 孕 症

育龄妇女，配偶生殖功能及性生活正常，夫妇同居 2 年，未避孕而不受孕者，称为原发性不孕症。曾生育或流产后，未避孕而又 2 年以上不再受孕，称之继发性不孕。女方不孕因素包括：下丘脑－垂体－卵巢轴功能紊乱致无排卵，输卵管阻塞影响、严重阴道炎症等。中医称原发性不孕为"全不产"、"无子"等，称继发性不孕为"断绪"。导致不孕症一方面是因为先天性生理缺陷，另一方面是后天脏腑功能不调。

西医认为受孕复杂而协调的生理功能，必须具备下列条件：卵巢排出正常卵子；精液正常，有正常性生活；卵子和精子能在输卵管内相遇并结合成为受精卵，并能顺利地输入子宫腔内；子宫内膜已准备充分，适合于受精卵着床。此环节中任何一个异常，便可导致不孕症。

临床表现

（1）结婚 2 年以上，或曾孕育、流产 2 年以上，正常性生活未避孕而不受孕。

（2）根据引起不孕原因的不同，可伴见月经失调、经期紊乱、经量不一、量少淋漓不尽、量多出血凶猛、痛经、带下异常、盆腔炎症、内分泌失调等不同症状。

（3）不孕症可分为虚、实两类，胸胁胀满、小腹胀满，脉沉弦为实，头晕纳差、面色苍白、心悸失眠，脉细缓为虚。

按摩治病小窍诀

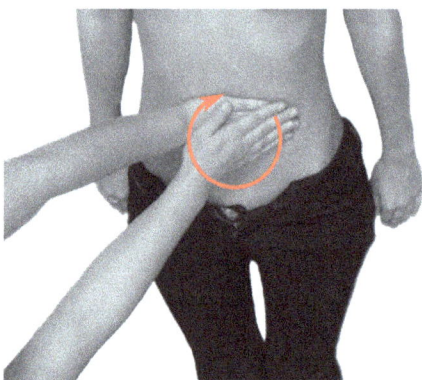
图 3-21　摩腹

（1）摩腹：患者取仰卧位，术者站于其身侧，用掌摩法顺时针、逆时针交替摩腹 5 分钟，力度需作用到胃肠。施术时术者手掌面附着于患者腹部，作环形而有节奏的抚摩，称摩腹。注意上肢及腕掌要放松，轻放于治疗部位上，要以前臂带动腕及着力部位作环旋揉动，动作要和缓协调，用力宜轻不宜重，速度宜缓不宜急。（图 3-21）

（2）点揉气海、关元、子宫：患者仰卧位，术者站于其身侧，以拇指点揉气海穴、关元穴和子宫穴，力度以得气为度，时间各持续约 1 分钟。施术时拇指指端置于穴位上，垂直用力向下持续按压人体穴位，同时加上拇指指端带动深层组织的轻柔缓和的环旋活动。注意拇指指端要吸定于治疗部位，施加的压力均匀，揉动幅度适中。（图 3-22，图 3-23，图 3-24）

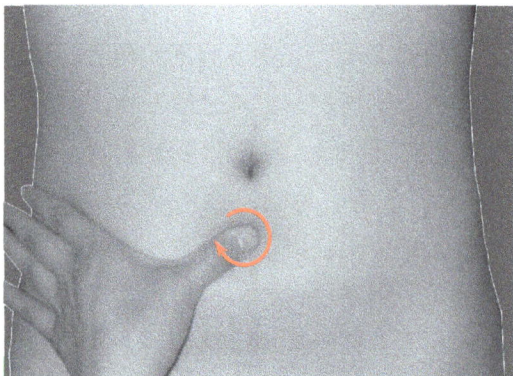
图 3-22　点揉气海

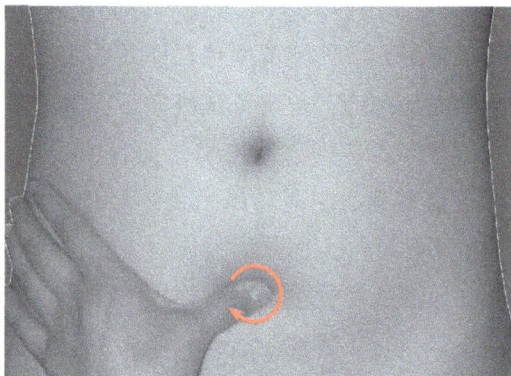
图 3-23　点揉关元

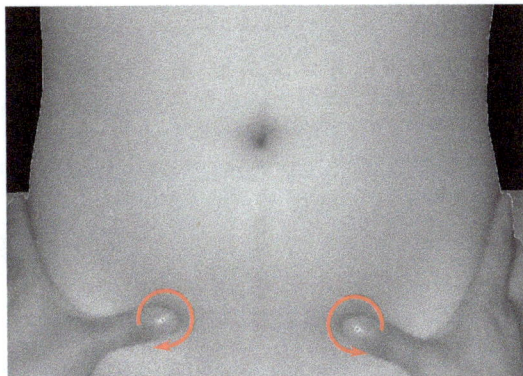

◦◦ 图 3-24 点揉子宫 ◦◦

（3）按揉脾俞、肾俞：患者仰卧位，术者站于其身侧，用拇指按揉脾俞穴、肾俞穴，各持续约 1 分钟。施术时用拇指罗纹面着力于穴位上，其余四指置于其对侧或相应的部位以助力，在拇指指面用力向下按压的同时，以上肢带动拇指做环旋揉动，注意拇指要吸定于治疗部位，揉动要带动深层组织，幅度要适中。（图 3-25，图 3-26）

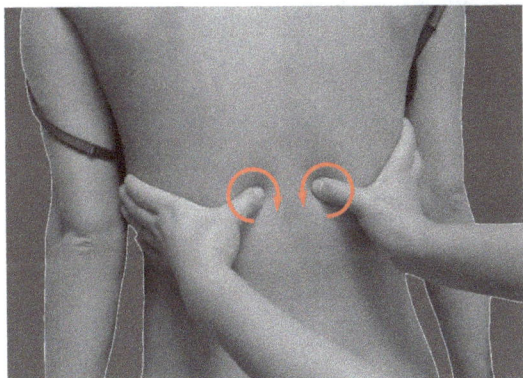

◦◦ 图 3-25 按揉脾俞 ◦◦

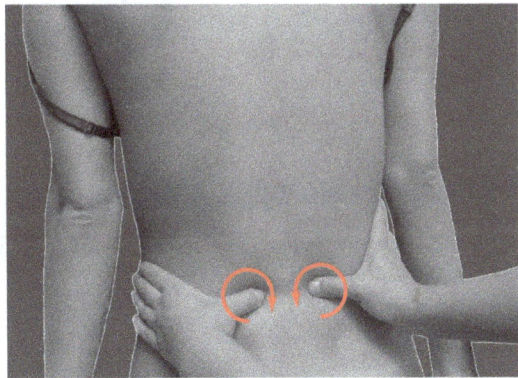

◦◦ 图 3-26 按揉肾俞 ◦◦

（4）横擦腰骶：患者俯卧位，术者站于其身侧，横擦患者腰骶部肾俞、命门处，反复操作约半分钟。施术时以手的尺侧置于患者腰骶部，做横向直线往返擦动，以局部皮肤微红温热为度。本法浮而不沉，作用于肌肤，滑而不滞，速度要均匀，着力持续连贯。操作时沉肩，屈肘，悬腕，将力集中于施术之手掌尺侧。（图 3-27，图 3-28）

（5）点按三阴交、太溪：患者正坐或仰卧位，术者站于其身侧，以拇指用力点按三阴交穴和太溪穴各 1 分钟，以患者能耐受为度。施术时以拇指指端着力，持续按压人体的穴位，在点穴时配合瞬间加大力度点按人体的穴位，即为点按。点按时手指应用力保持一定姿势，避免出现手指过伸或过屈，造成损伤。（图 3-29）

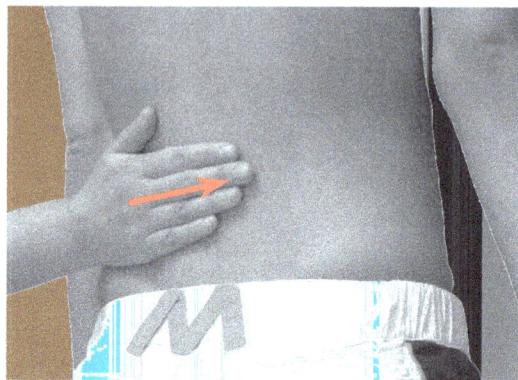

图 3-27　横擦腰骶 1

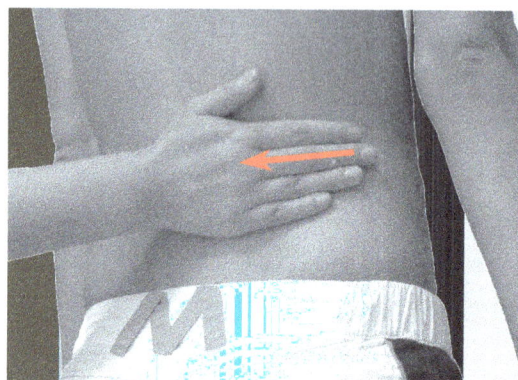

图 3-28　横擦腰骶 2

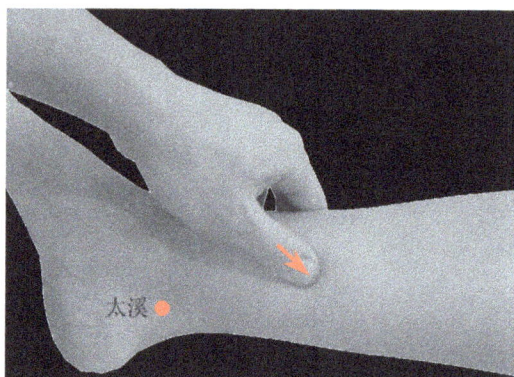

太溪

图 3-29　点按三阴交、太溪

(1) 普及科技卫生知识，掌握受孕道理.
(2) 起居规律，调畅情志，减轻心理负担。
(3) 有病早治，预防为先。
(4) 减少手术，重视第一胎孕。
(5) 注意自我保护，减少不孕的发生。
(6) 可配合针灸、中药治疗以提高疗效。

小贴士 TIPS

子 宫 脱 垂

子宫脱垂是妇科的一种常见病，是指子宫从正常位置沿阴道下降，宫颈外口达坐骨棘水平以下，甚至子宫全部脱出于阴道口以外。其最主要的发病原因为分娩损伤和产褥早期体力劳动。此外，长期腹压增加（如长期慢性咳嗽、经常超重负荷、盆腔内巨大肿瘤或大量腹水等），盆底组织先天发育不良或退行性变亦可导致本病的发生。临床常表现为程度不等的腰骶部酸痛和下坠感，由于外阴部有块物脱出，患者行动极为不便，且可因长期摩擦导致宫颈和阴道壁溃疡，甚至出现流血。当溃疡继发感染时，则有脓血分泌物渗出。重度子宫脱垂患者易发生尿潴留和张力性尿失禁。

中医学称之为"阴挺"、"阴颓"、"阴菌"、"阴脱"等。因其多发生在产后，故又有"产肠不收"、"子肠不收"之称。病因病机或因素体虚弱，劳倦过度，产后体虚，中气下陷而至阴挺；或因早婚多育，肾气耗伤，胞宫失于维系而下垂。

临床表现

（1）阴中有物脱出，常有分娩时用力太过史、产后便秘史或产育过多史；或有长期咳嗽史、年老久病史等。

（2）脱垂程度分级标准如下：

Ⅰ度：子宫体下降，宫颈口位于坐骨棘和阴道口之间，阴道检查时，宫颈口在距阴道口4厘米以内。

Ⅱ度：指子宫颈已脱出阴道口之外，而子宫体或部分子宫体仍在阴道内。但因包括范围过大，轻者仅宫颈脱出阴道口外，重者可因宫颈延长，以致延长的宫颈及阴道壁全部脱出阴道口外。

Ⅲ度：指整个子宫体与宫颈以及全部阴道前壁及部分阴道后壁均翻脱出阴道口外。

按摩治病小窍诀

（1）点按百会：患者仰卧位，术者站或坐于其头前方，点按百会穴约1分钟，力度以得气为度。施术时以拇指指端着力，持续按压人体的穴位，点的同时配合瞬间加大力度按压人体的穴位。点按时手指应保持一定姿势，避免出现手指过伸或过屈，造成损伤。（图3-30）

（2）摩腹：患者仰卧位，术者站于其身侧，用掌摩法顺时针摩腹5分钟，力度需作用到胃肠。施术时术者手掌面附着于患者腹部，作环形而有节奏的抚摩，按如下反复顺序进行：右下腹→右上腹→左上腹→左下腹→右下腹。注意上肢及腕掌要放松，以前臂带动腕及着力部位作环旋揉动，动作要和缓协调，用力宜轻不宜重，速度宜缓不宜急。(图3-31)

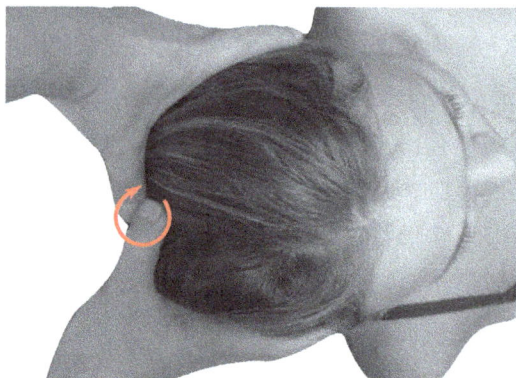

图 3-30 点按百会

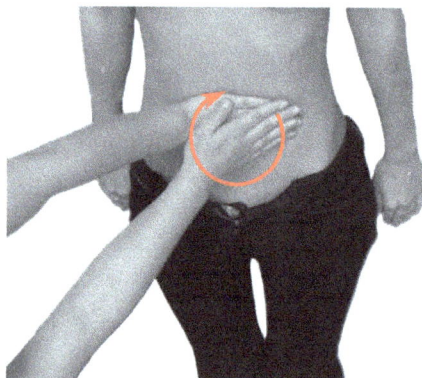

图 3-31 摩腹

（3）点揉气海、关元、中极、子宫：患者仰卧位，术者站于其身侧，以拇指点揉气海穴、关元穴、中极穴和子宫穴，力度以得气为度，时间各持续约1分钟。施术时拇指指端置于穴位上，垂直用力向下持续按压人体穴位，同时加上拇指指端带动深层组织的轻柔缓和的环旋活动。注意拇指指端要吸定于治疗部位，施加的压力均匀，揉动幅度适中。(图3-32，图3-33，图3-34，图3-35)

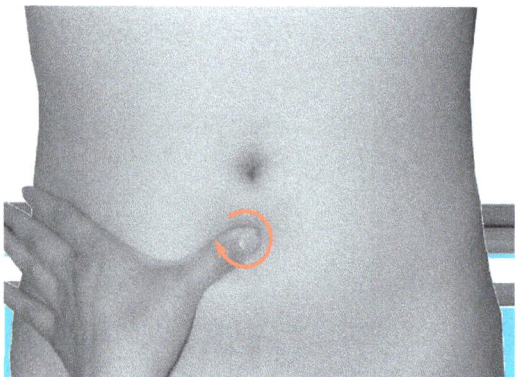

图 3-32 点揉气海

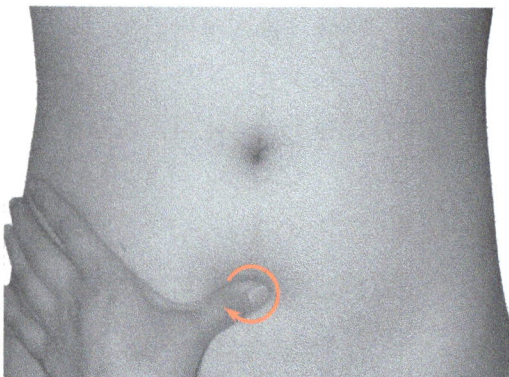

图 3-33 点揉关元

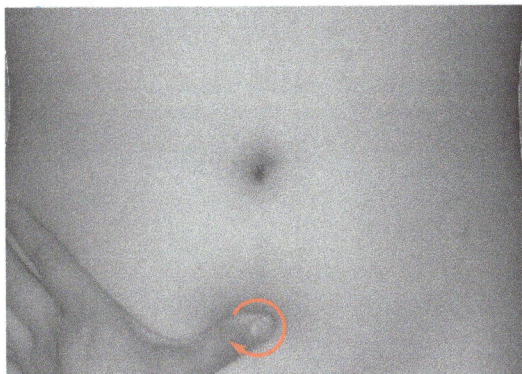

图 3-34　点揉中极

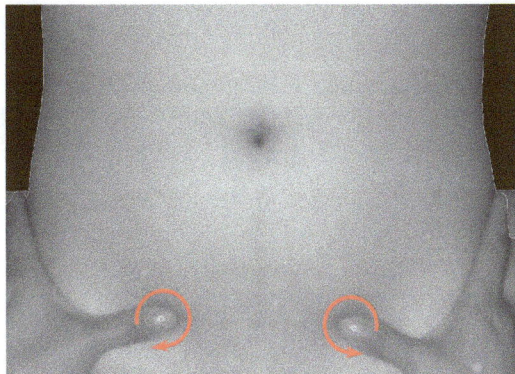

图 3-35　点揉子宫

　　(4) 横擦腰骶：患者俯卧位，术者站于其身侧，横擦患者腰骶部肾俞、命门处，反复操作约半分钟。施术时以手的尺侧置于患者腰骶部，做横向直线往返擦动，以局部皮肤微红温热为度。本法浮而不沉，作用于肌肤，滑而不滞，速度要均匀，着力持续连贯。操作时沉肩、屈肘、悬腕，将力集中于施术之手掌尺侧。(图 3-36，图 3-37)

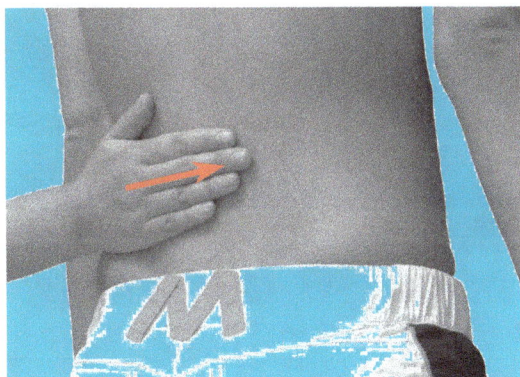

图 3-36　横擦腰骶 1

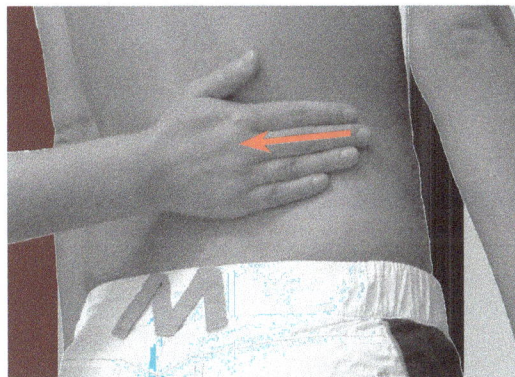

图 3-37　横擦腰骶 2

小贴士
TIPS

(1) 进行盆底肌肉锻炼如提肛运动，增强骨盆底组织的紧张度。
(2) 积极治疗可引起腹压增高的咳嗽、便秘等疾病。

第四章

男 科 病

遗 精

遗精指男子睡眠因梦，或无梦，甚至清醒时产生不能自主的泄精，称为遗精。这里所说的遗精是病理性的，有梦而遗的，名为"梦遗"，不因梦或情欲冲动而在清醒时精液自出者，名为"滑精"，遗精病轻，滑精病重。其发生频率每周在二次以上，甚至清醒时亦流精，并伴有头昏，精神委靡、失眠、膝腰酸软等症。

多为性器官及性神经功能失调所致。一因烦劳过度，阴血暗耗；或由于多思妄想，姿性纵欲，损伤肾阴，以致阴液不足，则生内热，热扰精室，因而遗精。二因手淫频繁，或早婚，损伤肾精，肾不藏精，精关不固，因而遗精。三因饮食不节，醇酒厚味，损伤脾胃，内生湿热，湿热下注，扰动精室而发生遗精。

临床表现

(1) 多见于发育后的青少年男子，中老年偶亦有之，已婚者常继发于功能性不射精者。

(2) 较常见于夜间睡眠时。

(3) 伴见头晕目眩，失眠多梦，体倦乏力，腰膝疲软、小便频数、形体消瘦、少腹拘急、夜尿次数增多等症。

按摩治病小窍诀

(1) 点揉气海、关元、中极：患者仰卧位，术者站于其身侧，以拇指点揉气海穴、关元穴、中极穴，力度以得气为度，时间各持续约1分钟。施术时拇指指端置于穴位上，垂直用力向下持续按压人体穴位，同时加上拇指指端带动深层组织的轻柔缓和的环旋活动。注意拇指指端要吸定于治疗部位，施加的压力均匀，揉动幅度适中。(图4-1，图4-2，图4-3)

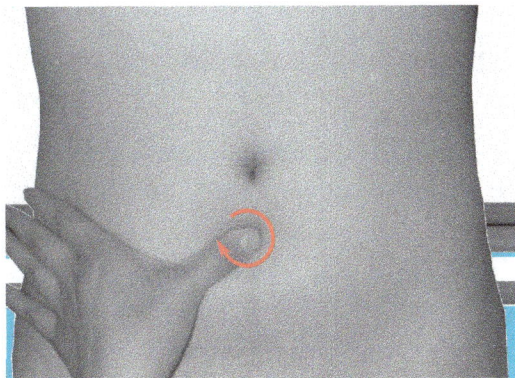

图4-1 点揉气海

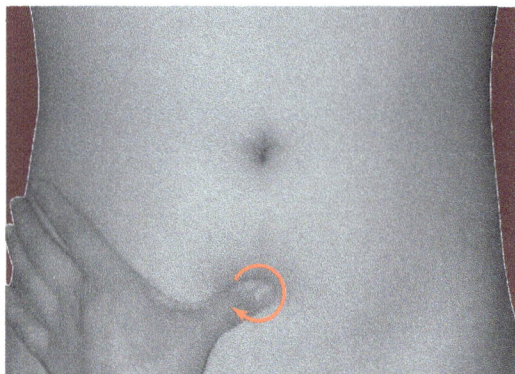

◄◄ 图 4-2　点揉关元 ►►

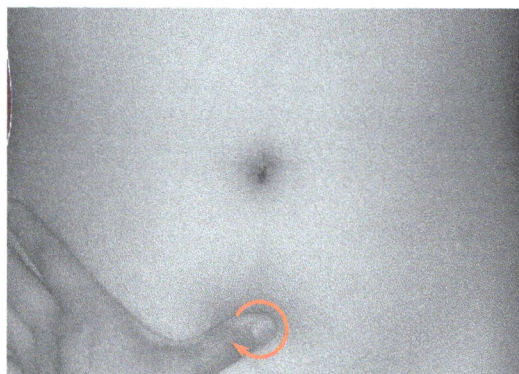

◄◄ 图 4-3　点揉中极 ►►

（2）调补神阙：患者仰卧位，术者立于其身侧，术者将手掌放置于患者脐上，作逆时针方向和顺时针方向的交替揉动，而逆多顺少为调补，持续操作约 5 分钟。注意施术时速度和缓，力度柔和，不宜过猛。（图 4-4，图 4-5）

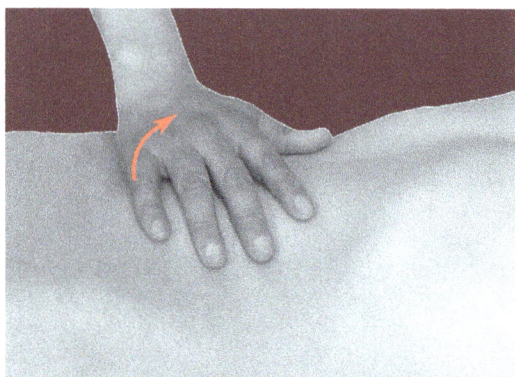

◄◄ 图 4-4　调补神阙 1 ►►

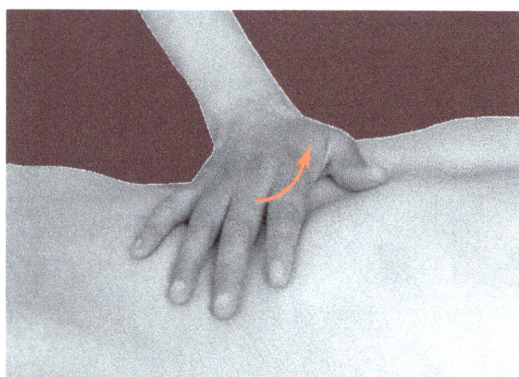

◄◄ 图 4-5　调补神阙 2 ►►

（3）横擦腰骶：患者俯卧位，术者站于其身侧，横擦患者腰骶部肾俞、命门处，反复操作约半分钟。施术时以手的尺侧置于患者腰骶部，做横向直线往返擦动，以局部皮肤微红温热为度。本法浮而不沉，作用于肌肤，滑而不滞，速度要均匀，着力持续连贯。操作时沉肩，屈肘，悬腕，将力集中于施术之手掌尺侧。（图 4-6，图 4-7）

（4）点按三阴交、太溪：患者正坐或仰卧位，术者站于其身侧，以拇指用力点按三阴交穴和太溪穴各 1 分钟，力度以患者能耐受为度。施术时以拇指指端着力，持续按压人体的穴位，在点穴时配合瞬间加大力度点按人体的穴位，即为点按。点按时手指应用力保持一定姿势，避免出现手指过伸或过屈，造成损伤。（图 4-8）

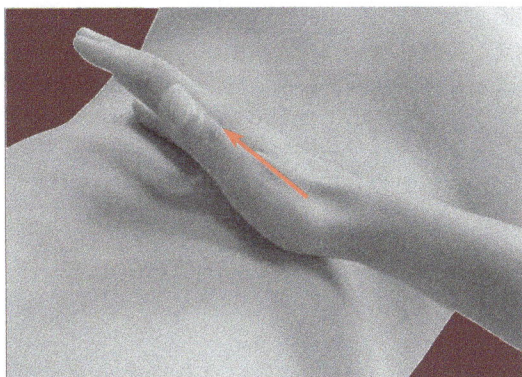

图 4-6 横擦腰骶 1

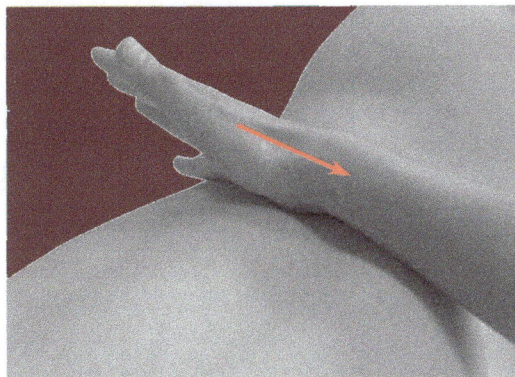

图 4-7 横擦腰骶 2

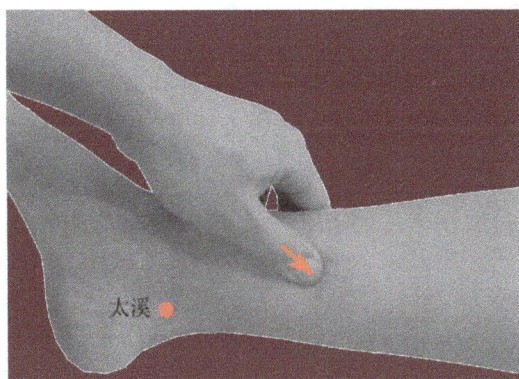

图 4-8 点按三阴交、太溪

（5）擦涌泉：患者仰卧位，术者站于其身侧，用大鱼际擦足心涌泉穴 3 分钟，以局部皮肤微红透热，患者感舒适为宜。施术时一手固定足部，另一手大鱼际置于患者涌泉穴处，往返上下直线搓动，注意速度要均匀，力度宜轻柔。（图 4-9，图 4-10）

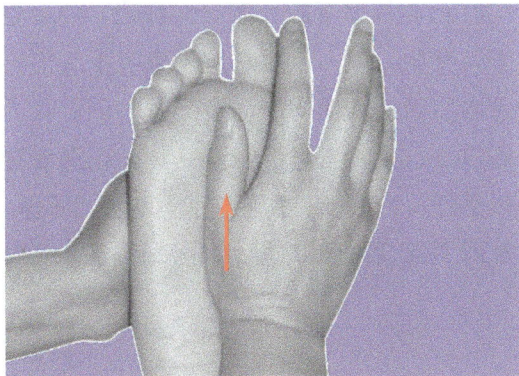

图 4-9 擦涌泉 1

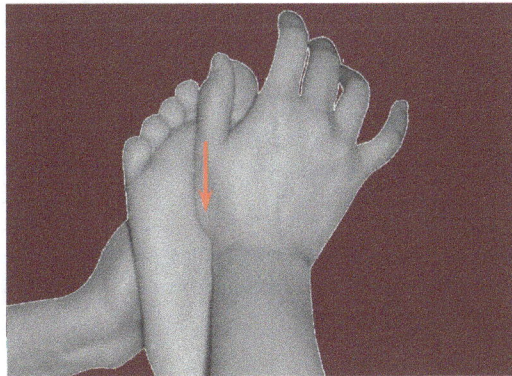

图 4-10 擦涌泉 2

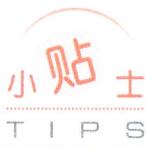

（1）起居规律，节制性生活，调畅情志，排除杂念。
（2）丰富文体活动，适当参加体力劳动或运动。
（3）注意生活起居，节制性欲，戒除手淫。
（4）少食辛辣刺激性食物，如烟酒咖啡等。

阳痿、早泄

阳痿是指男性阴茎勃起功能障碍，表现为男性在有性欲的情况下，阴茎不能勃起或能勃起但不坚硬，不能进行性交活动而发生性交困难。早泄是指性交时间很短即行排精，不能维持正常性生活的一种病症。究竟持续多长时间为早泄，尚无定论，临床上一般以勃起时间小于2分钟即行射精为早泄。早泄是临床较常见的性功能障碍之一。阳痿、早泄可同时并见。

其病因病机为劳神过度，耗伤心肾，阴虚火旺或忧愁思虑，损伤心脾。

临床表现

（1）阳痿：阴茎不能勃起或勃起不坚而不能进入阴道完成性交。
（2）早泄：性交时间极短，甚至勃起的阴茎尚未插入阴道即发生射精。

按摩治病小窍诀

（1）横摩下腹：患者仰卧位，使者立于其身侧，以一手手掌置于患者下腹部髂骨内侧缘处，横向摩动至身体对侧髂骨内侧缘处，反复摩动5～7分钟，以患者有热感舒适为宜。注意施术时力度轻而不浮，重而不滞，要直线摩动。(图4-11,图4-12)

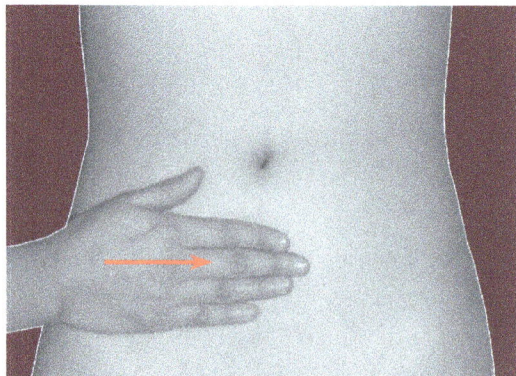

图4-11 横摩下腹1

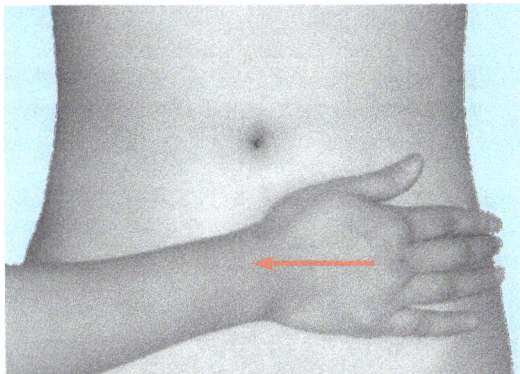

● 图 4-12 横摩下腹 2 ●

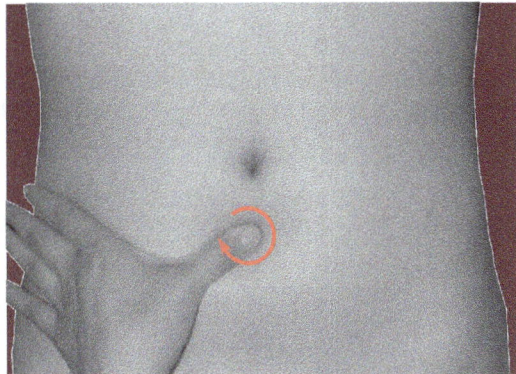

● 图 4-13 点揉气海 ●

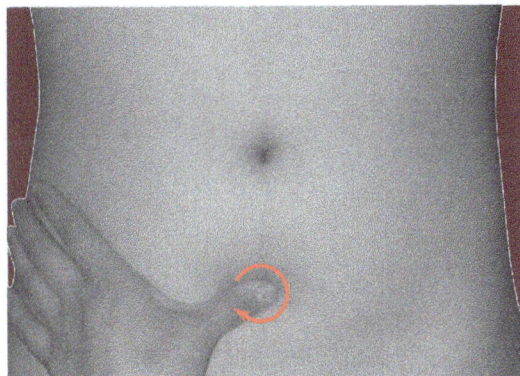

● 图 4-14 点揉关元 ●

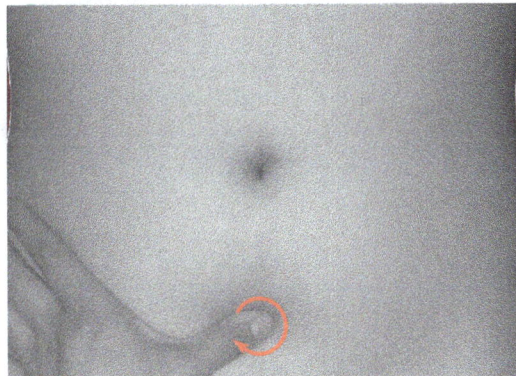

● 图 4-15 点揉中极 ●

(2)点揉气海、关元、中极:患者仰卧位,术者站于其身侧,以拇指点揉气海穴、关元穴、中极穴,力度以得气为度,时间各持续约 1 分钟。施术时拇指指端置于穴位上,垂直用力向下持续按压人体穴位,同时加上拇指指端带动深层组织的轻柔缓和的环旋活动。注意拇指指端要吸定于治疗部位,施加的压力均匀,揉动幅度适中。(图 4-13,图4-14,图 4-15)

(3)点按八髎:患者俯卧位,术者站于其身侧,以双手拇指点按八髎穴各一分钟,力度以得气为度。施术时以拇指指端着力,持续按压人体的穴位,点的同时配合瞬间加大力度按压人体的穴位。点按时手指应保持一定姿势,避免出现手指过伸或过屈,造成损伤。(图 4-16)

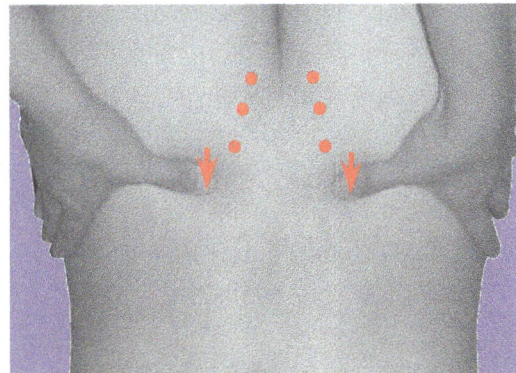

● 图 4-16 点按八髎 ●

（4）横擦腰骶：患者俯卧位，术者站于其身侧，横擦患者腰骶部肾俞、命门处，反复操作约半分钟。施术时以手的尺侧置于患者腰骶部，做横向直线往返擦动，以局部皮肤微红温热为度。本法浮而不沉，作用于肌肤，滑而不滞，速度要均匀，着力持续连贯。操作时沉肩，屈肘，悬腕，将力集中于施术之手掌尺侧。（图4-17，图4-18）

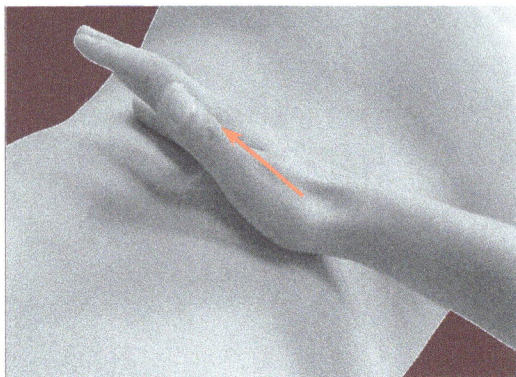

图4-17 横擦腰骶1

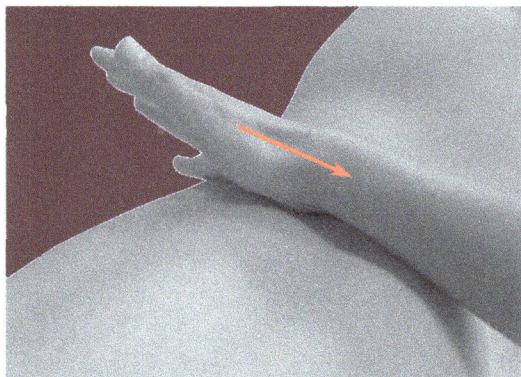

图4-18 横擦腰骶2

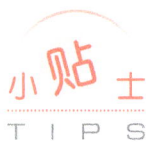

小贴士 TIPS

（1）起居规律，节制性生活。
（2）调畅情志，减轻思想压力，增强信心。
（3）饮食以软食为主，补充锌，多吃动物内脏及含精氨酸较多的食物。
（4）不要酗酒、吸烟。

急性前列腺炎

前列腺炎是成年男性的常见病，它可全无症状，也可以症状明显，迁延不愈，甚至可以引起持续或反复发作的泌尿生殖系感染，可分为急性前列腺炎和慢性前列腺炎。急性前列腺炎是指前列腺非特异性细菌感染所致的急性炎症，主要表现为尿急、尿频、尿痛、直肠及会阴部痛，多有恶寒发热等。

🐚 临床表现

（1）乏力、虚弱、厌食、恶心、呕吐、高热、寒战、虚脱或败血症表现。突然发病时全身症状可掩盖局部症状。

（2）会阴或耻骨上区重压感，久坐或排便时加重，且向腰部、下腹、背部、大腿等处放散。

（3）排尿时灼痛、尿急、尿频、尿滴沥和脓性尿道分泌物。膀胱颈部水肿可致排尿不畅，尿流变细或中断，严重时有尿潴留。

（4）直肠胀满，便急和排便痛，大便时尿道流白。

🐾 按摩治病小窍诀

（1）点按八髎：患者俯卧位，术者站于其身侧，以双手拇指点按八髎穴各一分钟，力度以得气为度。施术时以拇指指端着力，持续按压人体的穴位，点的同时配合瞬间加大力度按压人体的穴位。点按时手指应保持一定姿势，避免出现手指过伸或过屈，造成损伤。（图4-19）

（2）点揉阴陵泉：患者仰卧位，术者站于其身侧，用拇指点揉患者的阴陵泉和三阴交穴，力度以患者能耐受为度，时间各1分钟。施术时用拇指指端先用力持续按压人体的穴位，同时配合拇指带动深层组织的轻柔缓和的环旋揉动，即为点揉。注意拇指指端要吸定于治疗部位，压力要均匀，揉动幅度要适中。（图4-20）

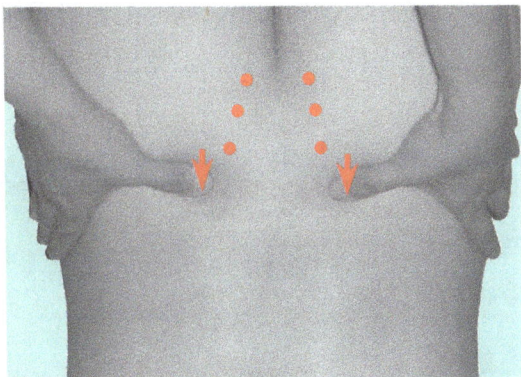

图4-19 点按八髎

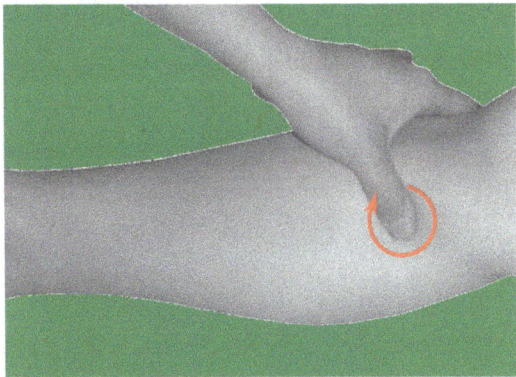

图4-20 点揉阴陵泉

（3）点按三阴交、太溪：患者正坐或仰卧位，术者站于其身侧，以拇指用力点按三阴交、太溪穴各1分钟，以患者能耐受为度。施术时以拇指指端着力，持续按压人体的穴位，在点穴时配合瞬间加大力度点按人体的穴位，即为点按。点按时手指应用力保持一定姿势，避免出现手指过伸或过屈，造成损伤。（图4-21）

（4）点揉中极：患者仰卧位，术者站于其身侧，以拇指点揉中极穴约1分钟。施术时拇指指端置于穴位上，垂直用力向下持续按压人体穴位，同时加上拇指指端带动深层

组织的轻柔缓和的环旋活动。注意拇指指端要吸定于治疗部位，施加的压力均匀，揉动幅度适中。(图 4-22)

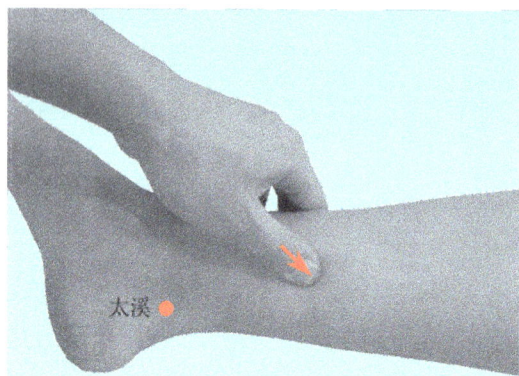
图 4-21　点按三阴交、太溪

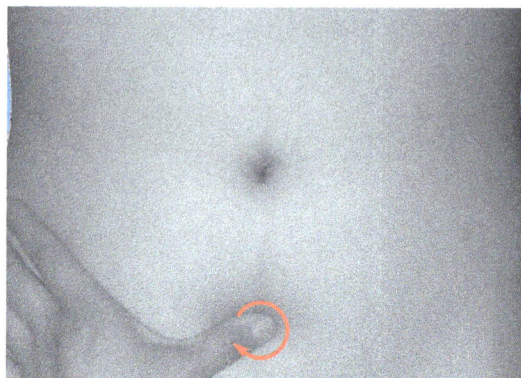
图 4-22　点揉中极

(5) 点揉膀胱俞：施术者两手置于被施术者腰骶部，双手大拇指指腹分别按揉两侧的膀胱俞穴。按揉的手法要均匀、柔和、渗透，以局部有酸痛感为佳。(图 4-23)

(6) 点按血海：患者仰卧位，术者站于其身侧，以拇指点按血海穴 1 分钟，力度以患者能耐受为度。施术时以拇指指端着力，向下持续按压人体的穴位，同时配合瞬间加大力度按压人体的穴位，即为点按。点按时手指应用力保持一定姿势，避免出现手指过伸或过屈，造成损伤。(图 4-24)

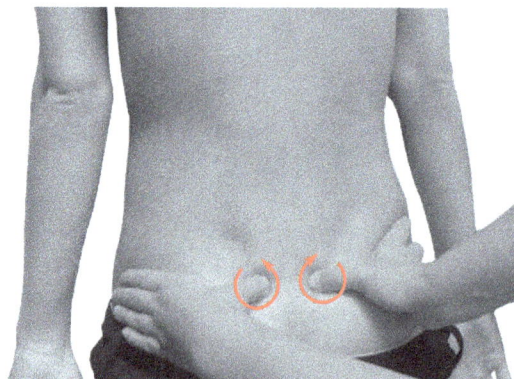
图 4-23　点揉膀胱俞

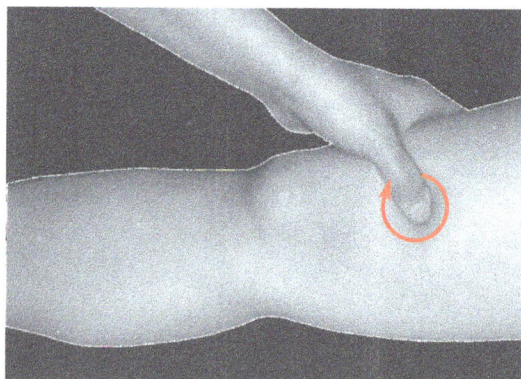
图 4-24　点按血海

(7) 点揉委中：施术者用大拇指指腹点揉委中穴。点揉的力度要均匀、柔和、渗透，使力量深达深层局部组织，以有酸痛感为佳。(图 4-25)

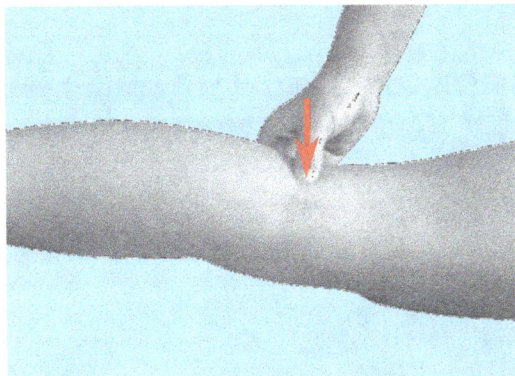

图 4-25 点揉委中

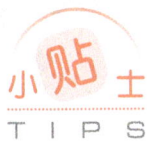

注意劳逸结合、充足睡眠，避免过重体力动；适当参加体育锻炼，避免久坐不动和长时间骑自行车、摩托车等；保持乐观情绪；多吃蔬菜、水果、禁酒、禁烟、忌食辛辣刺激性食物；不要憋尿，做到有尿就排；讲究卫生，保持会阴干爽；适当饮水。

慢性前列腺炎

慢性前列腺炎是男性生殖系统常见的炎症疾病。好发于 20 ~ 40 岁，发病率约占 40% 左右。常见症状有尿道灼热、下腹部和会阴部酸胀疼痛、尿频、尿急、腰酸腿软、乏力、失眠、健忘、遗精、阳痿及早泄等。有半数以上患者便后有白色黏液从尿道溢出，内裤常有污迹等，育龄男子可引起不育症。

其发生与外感毒热、饮食所伤、房事过度、肾阳虚损、气滞血瘀等有关。

临床表现

（1）排尿不适：尿频、尿急、排尿时尿道灼痛。

（2）阴部不适：后尿道、会阴、肛门不适。

（3）疼痛或坠胀不适：下腰区、阴囊、睾丸、腹股沟、会阴、直肠等处的疼痛和坠胀不适。

（4）性功能障碍：如性欲减退、射精痛、早泄。

（5）其他：如失眠多梦、全身乏力等神经衰弱的症状。

按摩治病小窍诀

（1）横擦腰骶：患者俯卧位，术者站于其身侧，横擦患者腰骶部肾俞、命门处，反复操作约半分钟。施术时以手的尺侧置于患者腰骶部，做横向直线往返擦动，以局部皮肤微红温热为度。本法浮而不沉，作用于肌肤，滑而不滞，速度要均匀，着力持续连贯。操作时沉肩，屈肘，悬腕，将力集中于施术之手掌尺侧。（图4-26，图4-27）

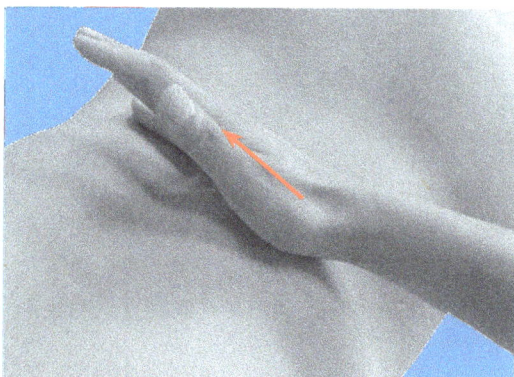

图4-26 横擦腰骶1

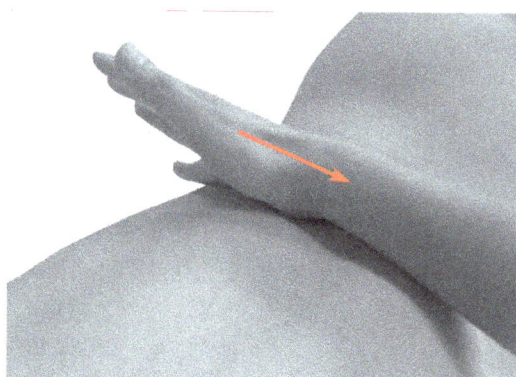

图4-27 横擦腰骶2

（2）点按八髎：患者俯卧位，术者站于其身侧，以双手拇指点按八髎穴各一分钟，力度以得气为度。施术时以拇指指端着力，持续按压人体的穴位，点的同时配合瞬间加大力度按压人体的穴位。点按时手指应保持一定姿势，避免出现手指过伸或过屈，造成损伤。（图4-28）

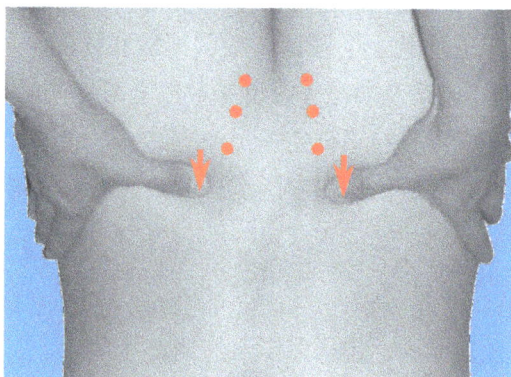

图4-28 点按八髎

（3）横摩下腹：患者仰卧位，使者立于其身侧，以一手手掌置于患者下腹部髂骨内侧缘处，横向摩动至身体对侧髂骨内侧缘处，反复摩动5～7分钟，以患者有热感舒适为宜。注意施术时力度轻而不浮，重而不滞，要直线摩动。（图4-29，图4-30）

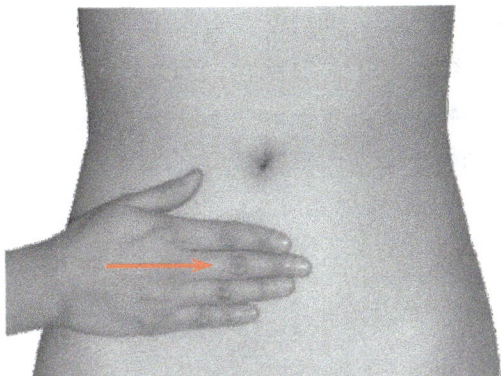

图 4-29 横摩下腹 1

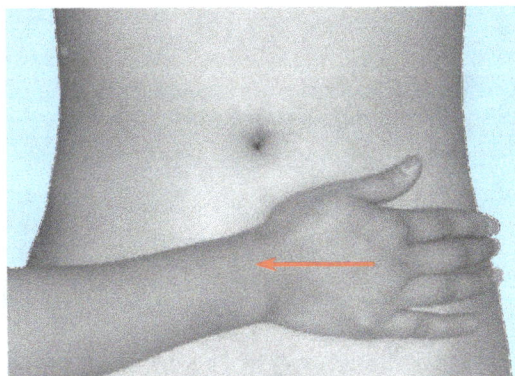

图 4-30 横摩下腹 2

(4) 点揉气海、关元、中极：患者仰卧位，术者站于其身侧，以拇指点揉气海、关元、中极穴，力度以得气为度，时间各持续约 1 分钟。施术时拇指指端置于穴位上，垂直用力向下持续按压人体穴位，同时加上拇指指端带动深层组织的轻柔缓和的环旋活动。注意拇指指端要吸定于治疗部位，施加的压力均匀，揉动幅度适中。(图 4-31，图 4-32，图 4-33)

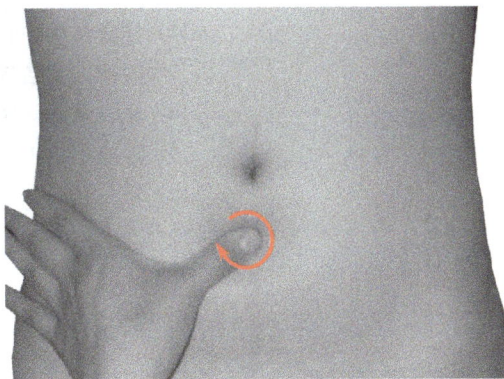

图 4-31 点揉气海

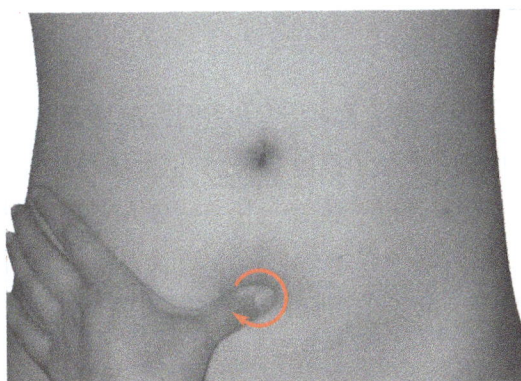

图 4-32 点揉关元

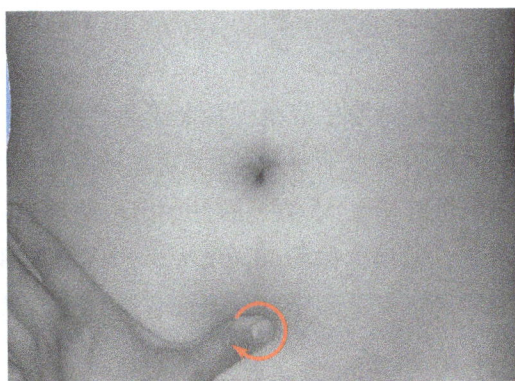

图 4-33 点揉中极

(5) 点揉三阴交、太溪：患者仰卧位，术者站于其身侧，用拇指点揉患者的三阴交和太溪穴，力度以患者能耐受为度，时间各 1 分钟。施术时用拇指指端先用力持续按压人体的穴位，同时配合拇指带动深层组织的轻柔缓和的环旋揉动，即为点揉。注意拇指指端要吸定于治疗部位，压力要均匀，揉动幅度要适中。（图4-34）

太溪

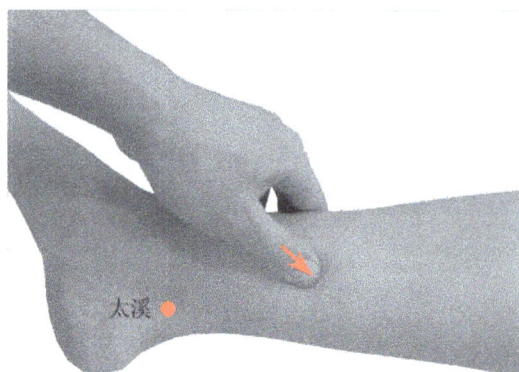

图4-34 点揉三阴交、太溪

（1）树立良好的心态，一旦患病切不可乱投医。

（2）注意饮食结构、营养均衡，及劳逸结合。

（3）忌食烟酒、辣椒、大蒜、芹菜、萝卜等食物。

（4）注意不能久坐、熬夜、酗酒。

（5）性生活应规律，节制，但夫妻长久分居也不利于前列腺康复，且易复发。

前列腺增生

前列腺增生症是一种老年男性的常见病，发病年龄大都在50岁左右，随着年龄增长其发病率也不断升高。其病理改变主要为前列腺组织及上皮增生，故称前列腺增生症。前列腺在男性45岁左右开始出现两种趋势：一部分趋向于萎缩，另一部分人则趋向于增生，而腺体体积渐渐增大，形成了前列腺增生。前列腺增生与体内雄激素及雌激素的平衡失调关系密切，进而导致前列腺腺体增大，而压迫后尿道和膀胱颈口产生一系列症状。

其发生与外感毒热，饮食所伤，房事过度，肾阳虚损，气滞血瘀等有关。

临床表现

（1）尿频：常是前列腺增生症患者最初出现的症状，夜间最显著。

（2）排尿困难：进行性排尿困难是前列腺增生最重要的症状，轻度梗阻时，排尿踌躇、断续，尿后滴沥。梗阻加重后排尿费力，射程缩短，尿线细而无力，终末呈滴沥状，排尿时间延长。

（3）尿潴留：梗阻加重达一定程度，逐渐发生尿潴留，可出现尿失禁现象，如尿裤、夜间尿床等，也可突然尿液不能排出。

（4）其他症状：合并感染时，亦可有尿频、尿急、尿痛等膀胱炎现象。有结石时症状更为明显，可合并有血尿，晚期可发生肾积水，并可出现慢性尿毒症。

按摩治病小窍诀

（1）横摩下腹：患者仰卧位，使者立于其身侧，以一手手掌置于患者下腹部髂骨内侧缘处，横向摩动至身体对侧髂骨内侧缘处，反复摩动 5～7 分钟，以患者有热感舒适为宜。注意施术时力度轻而不浮，重而不滞，要直线摩动。（图 4-35，图 4-36）

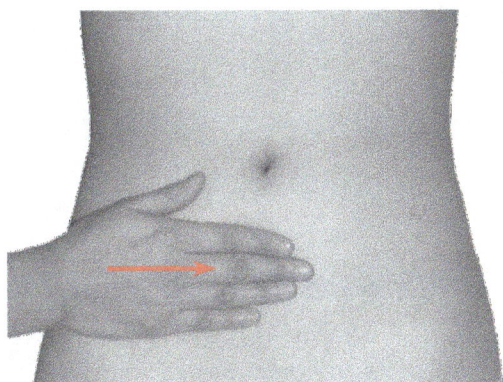

◀ 图 4-35 横摩下腹 1 ▶

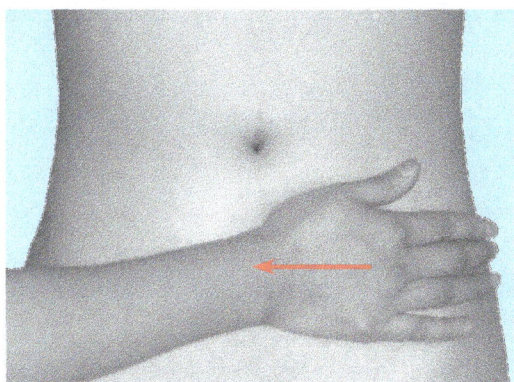

◀ 图 4-36 横摩下腹 2 ▶

（2）点揉气海、关元、中极：患者仰卧位，术者站于其身侧，以拇指点揉气海穴、关元穴、中极穴，力度以得气为度，时间各持续约 1 分钟。施术时拇指指端置于穴位上，垂直用力向下持续按压人体穴位，同时加上拇指指端带动深层组织的轻柔缓和的环旋活动。注意拇指指端要吸定于治疗部位，施加的压力均匀，揉动幅度适中。（图 4-37，图 4-38，图 4-39）

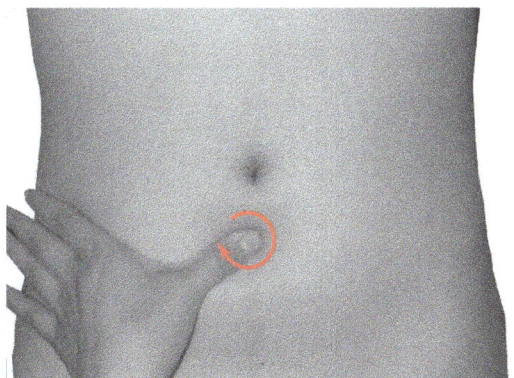

◀ 图 4-37 点揉气海 ▶

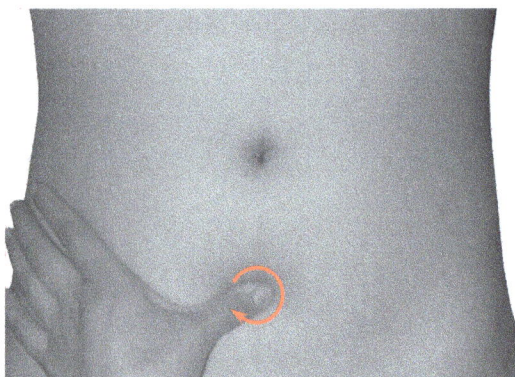

◆◁ 图 4-38　点揉关元 ▷◆

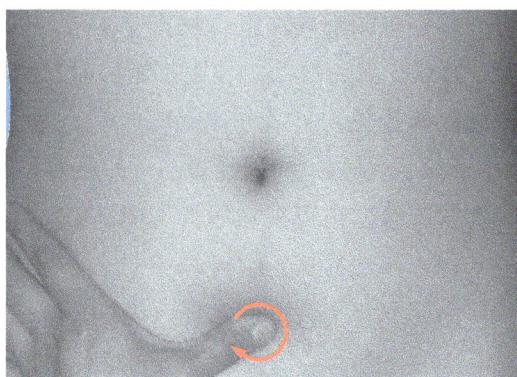

◆◁ 图 4-39　点揉中极 ▷◆

（3）横擦腰骶：患者俯卧位，术者站于其身侧，横擦患者腰骶部肾俞、命门处，反复操作约半分钟。施术时以手的尺侧置于患者腰骶部，做横向直线往返擦动，以局部皮肤微红温热为度。本法浮而不沉，作用于肌肤，滑而不滞，速度要均匀，着力持续连贯。操作时沉肩，屈肘，悬腕，将力集中于施术之手掌尺侧。（图 4-40，图 4-41）

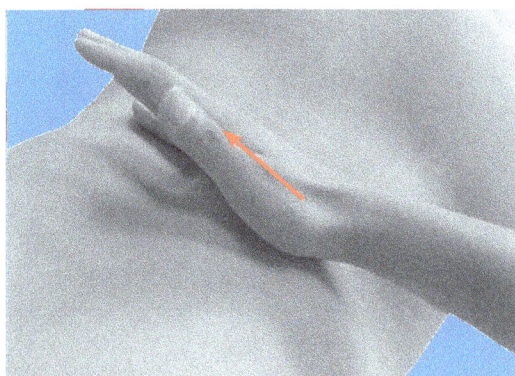

◆◁ 图 4-40　横擦腰骶 1 ▷◆

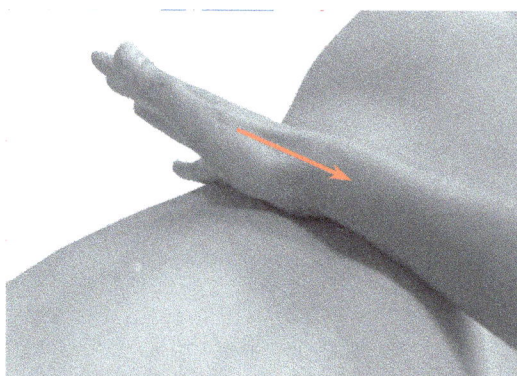

◆◁ 图 4-41　横擦腰骶 2 ▷◆

（4）提拿足三阴：患者仰卧位或俯卧位，术者站于其身侧，以双手拇指与余四指的对合力于腿内侧足三阴之经筋提而拿之，称为提拿足三阴法，往返 5 ～ 8 次。施术时自上而下，均匀施力，从腹股沟始循足三阴之经筋，依顺序提拿至内踝，再由下而上重复进行。（图 4-42，图 4-43）

（5）点按三阴交、太溪：患者正坐或仰卧位，术者站于其身侧，以拇指用力点按三阴交、太溪穴各 1 分钟，力度以患者能耐受为度。施术时以拇指指端着力，持续按压人体的穴位，在点穴时配合瞬间加大力度点按人体的穴位，即为点按。点按时手指应用力保持一定姿势，避免出现手指过伸或过屈，造成损伤。（图 4-44）

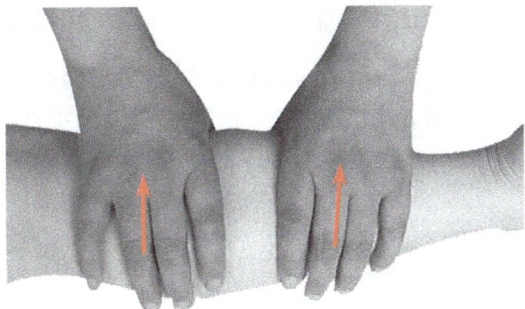

◆ 图 4-42 提拿足三阴 1 ◆

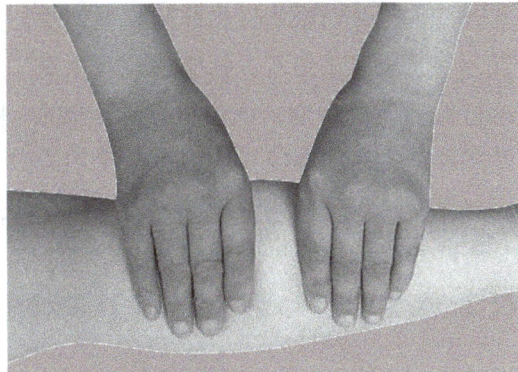

◆ 图 4-43 提拿足三阴 2 ◆

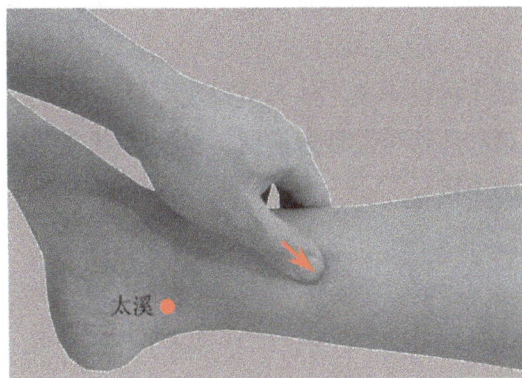

太溪 ●

◆ 图 4-44 点按三阴交、太溪 ◆

小贴士
TIPS

(1) 适量饮水，不憋尿。
(2) 适度参加体育锻炼，避免久坐，同时注意休息，避免过度劳累。
(3) 清淡饮食，少食辛辣刺激食物，忌烟酒，保持心情舒畅。
(4) 及时治疗膀胱炎、尿路结石等对本病有影响的疾病。

尿 潴 留

　　"尿潴留"是癃闭的一种表现症状，凡小便排出甚少或完全无尿排出者，统称癃闭。《类证治裁·闭癃遗溺》："闭者小便不通，癃者小便不利。"该病可由肺热壅盛、热结膀胱、水道阻塞、气虚、肝郁气滞、阴液不足、肾阳虚衰等所致。

按病因分为阻塞性和非阻塞性两类。阻塞性尿潴留由于前列腺肥大或肿瘤、尿道狭窄、膀胱或尿道结石、肿瘤等疾病阻塞了膀胱颈或尿道所致。非阻塞性尿潴留指膀胱和尿道无器质性病变，而由排尿功能障碍引起的尿潴留，如脑外伤、脑肿瘤、脊髓损伤、脊髓肿瘤、周围神经疾病以及手术和麻醉等，这种由各种原因所致的中枢神经疾患以及由糖尿病等所致自主神经损害都可引起尿潴留。

按疾病进展分为急性尿潴留和慢性尿潴留两类。按摩多用于治疗慢性尿潴留，本节仅介绍慢性尿潴留的按摩治疗。

🐌 临床表现

（1）有尿路感染、尿石排出、尿道损伤、前列腺病变、中枢神经系统感染以及糖尿病等病史。

（2）膀胱胀满，而尿不能排出或不能完全排空即可确诊为尿潴留。

（3）耻骨上部的视诊和叩诊可发现尿潴留，膀胱X线平片检查、B超和导尿、膀胱镜检查，以查明尿潴留的原因。

🐌 按摩治病小窍诀

（1）点按八髎：患者俯卧位，术者站于其身侧，以双手拇指点按八髎穴各一分钟，力度以得气为度。施术时以拇指指端着力，持续按压人体的穴位，点的同时配合瞬间加大力度按压人体的穴位。点按时手指应保持一定姿势，避免出现手指过伸或过屈，造成损伤。（图4-45）

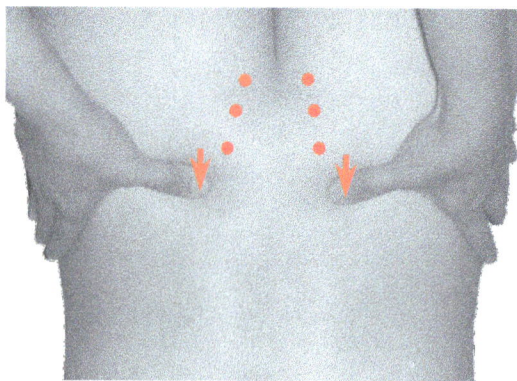

图4-45 点按八髎

（2）点揉气海、关元：患者仰卧位，术者站于其身侧，以拇指点揉气海穴和关元穴，力度以得气为度，时间各持续约1分钟。施术时拇指指端置于穴位上，垂直用力向下持续按压人体穴位,同时加上拇指指端带动深层组织的轻柔缓和的环旋活动。注意拇指指端要吸定于治疗部位,施加的压力均匀,揉动幅度适中。(图4-46,图4-47)

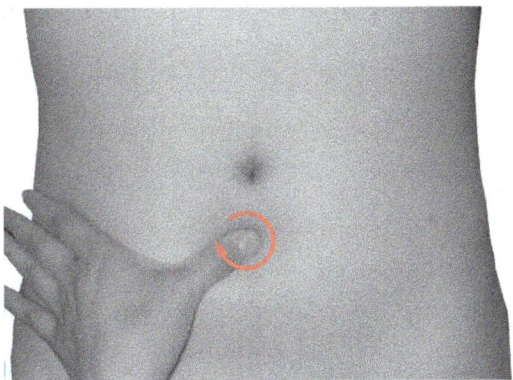

图4-46 点揉气海

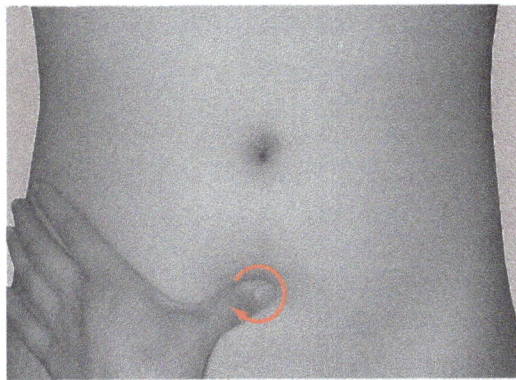

图4-47 点揉关元

(3)按揉脾俞、肾俞:患者俯卧位,术者站于其身侧,用双手拇指按揉脾俞穴和肾俞穴,各持续约1分钟。施术时用拇指罗纹面着力于穴位上,其余四指置于其对侧或相应的部位以助力,在拇指指面用力向下按压的同时,以上肢带动拇指做环旋揉动,注意拇指要吸定于治疗部位,揉动时带动深层组织,幅度要适中。(图4-48)

(4)按揉足三里:患者仰卧位,术者站于其身侧,用拇指按揉患者的足三里穴约1分钟,力度以患者能耐受为度。施术时将拇指指端置于穴位处,其余四指置于其对侧或相应的部位以助力,拇指主动施力,在对穴位按压的同时,带动其皮下组织有节律的环旋揉动。(图4-49)

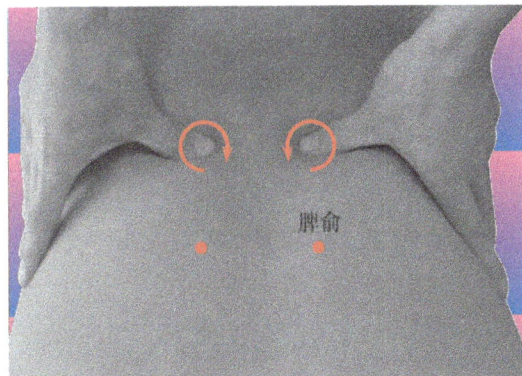

脾俞

图4-48 按揉脾俞、肾俞

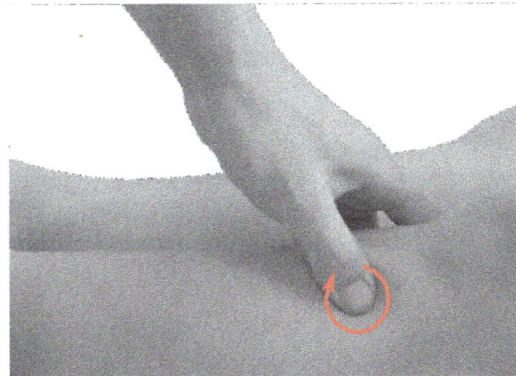

图4-49 按揉足三里

（5）点按三阴交、太溪：患者正坐或仰卧位，术者站于其身侧，以拇指用力点按三阴交穴和太溪穴各1分钟，以患者能耐受为度。施术时以拇指指端着力，持续按压人体的穴位，在点穴时配合瞬间加大力度点按人体的穴位，即为点按。点按时手指应用力保持一定姿势，避免出现手指过伸或过屈，造成损伤。（图4-50）

（6）点揉阴陵泉：患者仰卧位，术者站于其身侧，用拇指点揉患者的阴陵泉和三阴交穴，力度以患者能耐受为度，时间各1分钟。施术时用拇指指端先用力持续按压人体的穴位，同时配合拇指带动深层组织的轻柔缓和的环旋揉动，即为点揉。注意拇指指端要吸定于治疗部位，压力要均匀，揉动幅度要适中。（图4-51）

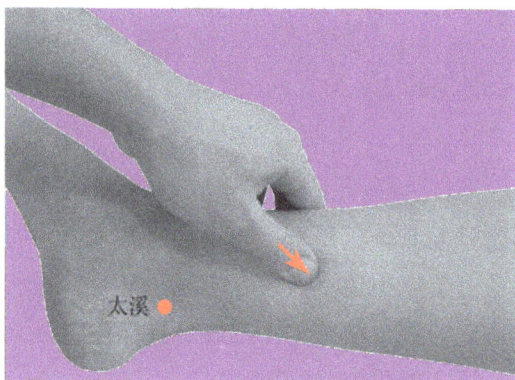

图4-50 点揉三阴交、太溪   图4-51 点揉阴陵泉

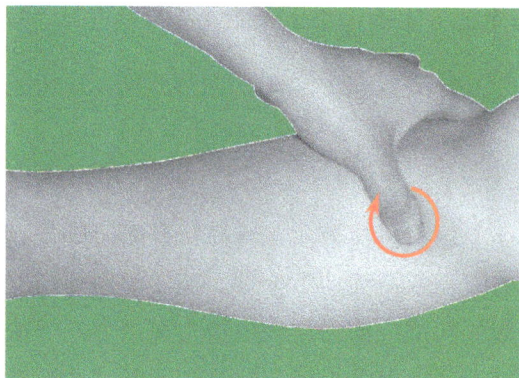

（1）在耻骨联合上方的膀胱部位，用热水袋外敷，以改善膀胱的血液循环消除水肿。

（2）用持续的流水声诱导排尿。

（3）忌食辛辣、刺激、生冷、油腻的食品。

（4）保持心情舒畅。

小贴士
TIPS

www.ingramcontent.com/pod-product-compliance
Lightning Source LLC
Chambersburg PA
CBHW080002280326

41935CB00013B/1725